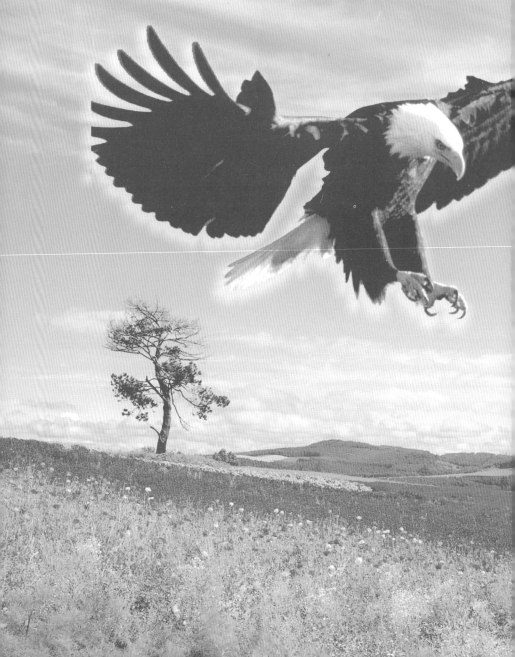

大展好書　好書大展
品嘗好書　冠群可期

大展好書　好書大展

品嘗好書　冠群可期

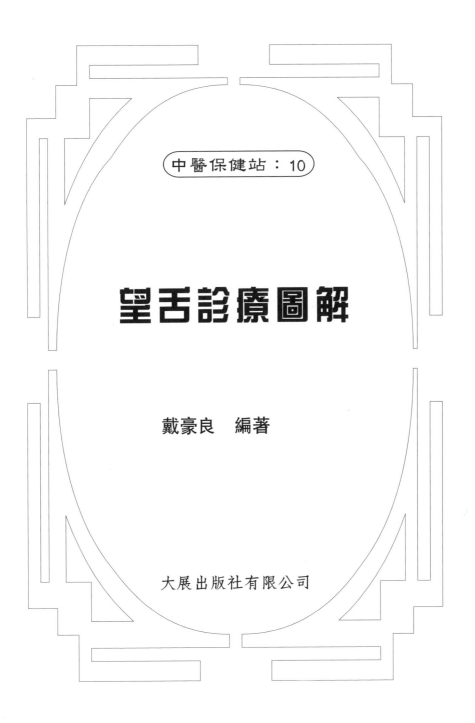

中醫保健站：10

望舌診療圖解

戴豪良　編著

大展出版社有限公司

國家圖書館出版品預行編目資料

望舌診療圖解 / 戴豪良 編著
──初版，──臺北市，大展，2007 [民 96.03]
面；21 公分─（中醫保健站；10）
ISBN　978-957-468-517-2（平裝）
1. 診斷(中醫)
413.25　　　　　　　　　　　　　　　　95025662

望舌診療圖解

編　　著/戴 豪 良
責任編輯/壽 亞 荷
發 行 人/蔡 森 明
出 版 者/大展出版社有限公司
社　　址/臺北市北投區（石牌）致遠一路 2 段 12 巷 1 號
電　　話/（02）28236031・28236033・28233123
傳　　真/（02）28272069
郵政劃撥/01669551
網　　址/www.dah-jaan.com.tw
E-mail/service@dah-jaan.com.tw
登 記 證/局版臺業字第 2171 號
承 印 者/傳興印刷有限公司
裝　　訂/佳昇興業有限公司
排 版 者/弘益企業行
授 權 者/遼寧科學技術出版社
初版 1 刷/2007 年（民 96）　3 月
初版 2 刷/2021 年（民110）10月　　　　　　定價/350 元

●本書若有破損、缺頁請寄回本社更換●

前　言

　　一般醫生看病，都要叫病人把舌頭伸出來看看，如果是中醫，那看得就更仔細了。有時候，醫生在問過病情，看過舌頭以後，就可以告訴你一個初步的診斷意見，這就是已經流傳了兩千多年的中醫「舌診」的診斷方法。當然，有時候還需要再做一些其他方面的檢查，才能得出更為正確的判斷。

　　由兩千多年的臨床實踐，中醫在觀察舌苔、舌質等方面積累了極其豐富的經驗。望舌可以對臨床辨證提供翔實的辨證依據（望舌診病）；望舌有助於體質類型的判別（望舌辨體質）；望舌有助於處方用藥的選擇（望舌用藥）；望舌可以指導飲食的調配、菜譜的制定（望舌定食）等。

　　這些知識除了對臨床醫生（包括一些對中醫不太了解的西醫師）在診斷疾病時十分重要外，對於一般民眾也是非常必要的，可使廣大讀者了解和掌握一些相關的知識，以加強對自身健康狀況的判斷，並應用於養生、保健和防病，在疾病治療時，主動配合醫生，以便取得更好的療效。

　　編寫本書的目的，就是要把望舌的方法、中醫舌診的經驗以及近年來應用現代科學技術對舌診研究的成果，以通俗的語言，深入淺出地介紹給大家，透過

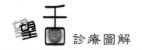
一定數量的圖片展示，讓大家能夠更形象地接受這些知識和經驗，為自身的健康和長壽服務。

　　本書的主要讀者對象是熱愛和關心中醫舌診的人士和一般渴望了解相關知識的市民群眾，所以這是一本有一定深度的科普圖書；同時也可供希望了解中醫舌診的西醫臨床醫師和中醫、中西醫結合醫師參考。

戴豪良

目 錄

第一章

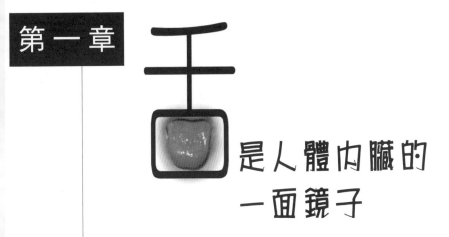

舌是人體內臟的一面鏡子

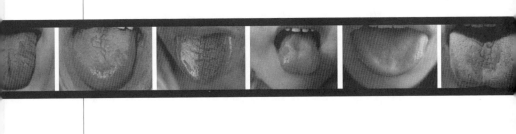

　　疾病發生前後，常有各種體徵表現出來，如發熱時面紅、皮膚發燙；患出血性疾病時，皮膚有出血點、紫瘢和淤點；還有各種皮膚增厚、丘疹、水泡、糠疹、紅斑、水腫；眼鞏膜黃染、蟲斑；口角糜爛等，這些體表特徵的改變常可作為疾病診斷的參考內容。

　　患病時舌部的變化也是多種多樣的，在各種不同的生理、病理情況下，舌苔、舌質、舌體等方面可以出現各種不同的變化，這些變化極其敏感地反映了體內臟器、代謝、血液循環等各個方面的細微改變。因此可以說：舌是人體內臟的一面鏡子。為什麼舌能如此敏感地反映我們體內的各種變化呢？這還需要從舌部的基本結構談起。

第一節　有趣的舌表面結構

　　舌是口腔中的主要器官之一，附著於口腔底、下頜骨和舌骨，有辨別滋味、調節聲音、拌和食物等功能。舌是由很多橫紋肌組成的一個肌性器官，外表面披有特殊黏膜，尤其是舌背黏膜更為重要，為組成舌苔的主要部分。

　　舌的血管及神經分布很豐富，故能靈敏地反映機體的很多變化。在人閉口時舌體完全充滿口腔，舌背接觸硬腭及軟腭，舌側緣及舌尖接觸齒槽突的內面。舌很軟，形狀及大小可以變化。舌頭在安靜時扁平而長。

　　整個舌分為舌體及舌根兩部分，舌體與舌根之間有一條人字形界溝，界溝中央有一凹陷，名舌盲孔。舌體的上面叫舌背（中醫一般習慣稱之為舌面），中間有一不甚清

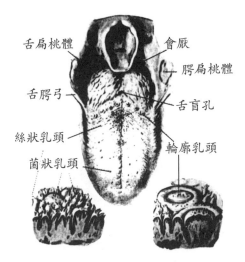

舌扁桃體

會厭

腭扁桃體

舌腭弓

舌盲孔

絲狀乳頭

輪廓乳頭

菌狀乳頭

圖1　舌背面及各種舌乳頭

楚的直行的正中溝。舌體的兩邊叫舌邊，前端叫舌尖（圖1）。

　　舌的下面（或稱舌腹面）只有前方游離。下面的黏膜較上面更柔軟而薄，黏膜自舌轉折移行於口腔底。舌下面的黏膜在正中線形成一條連於口腔底的明顯的皺襞，叫舌系帶。

　　它的兩側各有一條平行舌側緣的小皺襞，其邊緣不齊，有許多鋸齒狀的小突起，叫傘襞；初生兒及小兒尤為清晰。在舌系帶終點兩側，有一對小的圓形黏膜隆起，叫舌下肉阜，其頂部有下頜腺管及舌下腺大管的共同開口。口腔底的黏膜，自舌下肉阜向兩側的外後方延伸成一對黏膜隆起，叫舌下襞；舌下腺位於其下，舌下腺小管向上散在，開口於此襞。

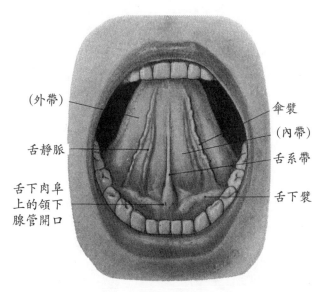

（外帶）

傘襞

（內帶）

舌靜脈

舌系帶

舌下肉阜
上的頜下
腺管開口

舌下襞

圖2　口腔的舌底（腹）面

　　在舌系帶和傘襞間的黏膜的深處，透過黏膜可見有淺藍色細小的舌靜脈。舌系帶過短，不僅影響舌肌的運動、妨礙清晰地發音，且使舌難以向上捲起，造成對舌靜脈進行觀察的困難（圖2）。

　　在生物進化過程中，舌最早出現於魚類，僅為一個簡單的黏膜皺襞，從兩棲類才有舌肌出現，到哺乳類動物，舌的發育已很完善，而其結構及運動也隨之複雜化。舌黏膜除腺體外，生有乳頭，不但有觸覺，還有味覺。此外，哺乳動物的舌產生了淋巴組織。人類的舌，除上述幾點外，還有協助言語的功能。

　　人類的舌，結構精巧而複雜，主要由黏膜層、固有層、肌層構成（圖3）。

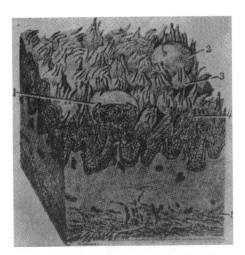

圖3　正常舌黏膜及舌乳頭模式圖

一、舌黏膜層

舌黏膜與口腔黏膜相同，由復層扁平上皮及纖維結締組織構成。

(一)舌黏膜上皮

舌黏膜上皮由下而上可以分為四個層次（圖4）。

1.基底層

是由1～2層立方形或低柱狀細胞組成，細胞的長軸與表皮和真皮之間的分界線垂直。由於真皮乳頭（又稱初級乳頭）向表皮突出，所以，基底層細胞的排列呈較大幅度的波浪樣起伏。

基底細胞的底部附著於表皮下基底帶，後者僅在特殊染色，如過碘酸雪夫氏（PAS）染色時，方能在光鏡下顯

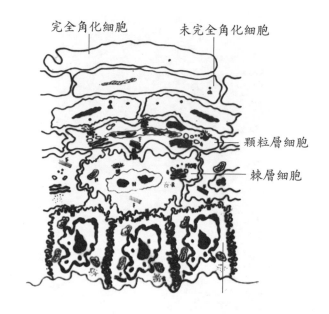

完全角化細胞　　　未完全角化細胞

顆粒層細胞

棘層細胞

圖4　舌黏膜上皮各層次細胞構成模式圖

示，厚約 0.5～1.0 微米。PAS 染色陽性，表示該區存在大量的中性黏多糖，用阿新藍染多糖帶和網狀纖維網，顯示多糖帶位於網狀纖維層上。光鏡下呈現 PAS 陽性的表皮下基底帶，必須與電鏡下所見基底膜相鑒別，前者要比後者厚 15～30 倍。

基底細胞的質膜與基底膜之間有一條 16～50 毫微米寬的電子透明帶隔開。基底膜 16～66 毫微米厚，由很纖細的細絲網組成，從基底細胞的質膜到基底膜之間有一些不規則的交叉絲狀聯繫，還可見到這些約 10 毫微米粗的絲狀結構從基底膜伸到真皮內。這些結構大致相當於皮膚組織的「錨絲」結構，它可能和表皮與真皮連接作用有關。

基底細胞表面有許多短小的指狀突起，相鄰細胞的指狀突起相互交叉鑲嵌而使細胞之間密切結合在一起。相鄰細胞的指狀突起以橋粒相互連

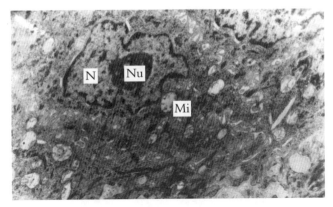

圖5　人舌上皮基底細胞（×9750）
N　細胞核　　Nu　核仁　　Mi　線粒體

接，底部質膜的內面有半橋粒結構。

　　基底細胞的核很大，呈圓形或卵圓形，占細胞的大部分，常見核分裂。核質深，異染色質在核內部集結成團塊狀或密集於核膜的周圍，有時可見到核仁。胞質內有豐富的游離核糖體，較多的線粒體和一些多聚核糖體、粗面內質網、光面內質網、糖原顆粒。高爾基複合體不發達，但仍可見到散在或成束分布的張力微絲。單個細胞的直徑約7.4毫微米，它可能是形成角蛋白的前驅物之一（圖5）。

2.棘細胞層

　　是由2～10層多角形細胞排列而成，棘細胞中央部位厚，周邊部位較薄；細胞核呈橢圓形，愈接近舌黏膜表面的棘細胞，胞漿比例就愈小，核染色也愈淺。細胞核內密布細小顆粒樣的異染色質，有1～2個核仁。

　　胞質內仍有豐富的游離核糖體和多聚核糖體，線粒體較基底細胞少；張力微絲明顯增多，且大多會聚成束，與

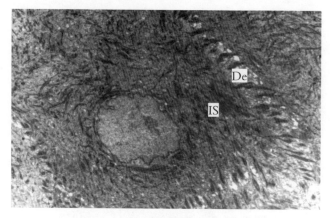

圖6　人舌上皮棘細胞（×7500）
De 橋粒　　IS 張力微絲

細胞長軸平行排列。胞質內有時還可見到一種橢圓形的顆粒，其直徑約 100 ～500 毫微米，表面包裹一層單位膜，顆粒內有一些平行條紋，條紋與顆粒的長軸相垂直，條紋的間距為 20A，這種顆粒稱作「膜被顆粒」或「板層樣小體」，也有人叫它為「Odland」小體。

棘細胞層的細胞之間也有細胞指狀突起，互相鑲嵌交叉而連接，這種突起之間有大量的橋粒結構。棘細胞層的細胞間隙較寬，橋粒也是各層細胞中最為豐富的（圖6）。

3. 顆粒層

顆粒層細胞呈扁平、梭形或菱形，少則 2～3 層，多時可達 10 層。在這一層次的細胞中，最引人注目的是透明角質顆粒的出現，每個細胞中可有 10 個以下、大小數量不等的透明角質顆粒，這種顆粒電子密度較高，外無包膜可見；張力微絲豐富，它們常與透明角質顆粒共處在一起，有的微絲穿過透明角質顆粒。

顆粒層細胞中的膜被顆粒較棘細胞層中多，在較下面幾層的細胞中，膜被顆粒常出現在高爾基複合體附近。膜

被顆粒可以散在於胞質各處，並逐步轉移，並向細胞膜靠近，最後與質膜融合，其內容物釋放至細胞間際或成為細胞表面（細胞被）的組成物質。細胞質中高爾基複合體較豐富，核糖體、線粒體較棘細胞內明顯減少；細胞間仍有一些橋粒結構。在接近角質層的顆粒細胞的細胞質中，已不能辨認各類細胞器，有一些細而短的張力微絲，還可見少量脂滴和空泡，細胞核也逐漸退化，也有人將這些顆粒細胞另列為單獨的一個細胞層———過渡層（圖7）。

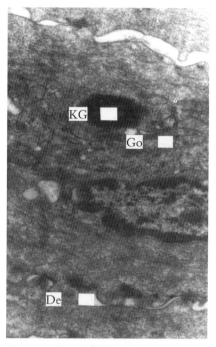

圖7　人舌上皮顆粒細胞（×27750）
KG. 透明角質顆粒
Go. 高爾基複合體
De. 橋粒

4. 角化層

位於上皮的最表層，由角化的或不完全角化的上皮細胞組成。細胞扁平，覆蓋在舌乳頭表面的上皮有時可形成角化的突起，突出於舌面。在角化過度時，此角質突起可延長增高，呈角化柱或角化樹樣。在透射電子顯微鏡（透射電鏡）下觀察，可以看到：

較下層次的細胞大致上仍呈三角形，細胞核大多固縮，部分僅可見核的殘骸，甚至消失；細胞質內還有一些空泡和極微小的透明角質顆粒。細胞之間仍有不少指狀突起相嵌合，橋粒仍存在。這些層次的細胞稱為不完全角化

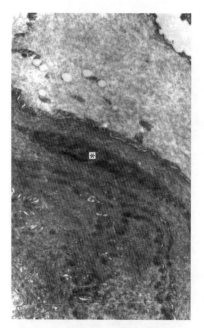

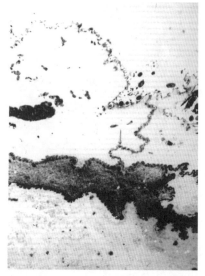

圖9　人舌上皮的完全角化細胞
（×3500）

圖8　人舌上皮的不完全角化
細胞（×9750）
＊．細胞核的殘駭

細胞（圖8）。

　　其較上層的細胞呈扁平形，橫向呈波浪形排列，這些細胞已沒有指狀突起，細胞膜呈波浪樣起伏，細胞之間有時尚可見橋粒殘跡。細胞間隙充滿由膜被顆粒分泌的低電子密度的物質；胞質內細胞器消失，僅見大量短而細小的細絲埋藏在由透明角質顆粒形成的中等電子密度、均質的無定形基質之中，這種細胞稱為完全角化細胞（圖9）。

　　在角質層的表面可見到許多剝脫的完全角化細胞，還有各種形態的細菌、霉菌和糖原物質（食物殘渣），尤其在兩個乳頭之間的「峽谷」裏存留有許多細菌，此處的黏膜上皮的角化層很薄或缺乏角化細胞（圖10）。

（二）舌乳頭

舌背的黏膜很特殊，上皮為複層扁平上皮，無黏膜下層，上皮直接與致密的固有膜（稱舌背腱膜）緊密相貼，並有許多舌肌纖維起止於此，故舌背黏膜附著甚牢，因而不易滑動。舌背黏膜表面粗糙，有許多小突起，統稱舌乳頭，使舌背表面呈天鵝絨狀（或乒乓球板表面樣突起）。舌根的黏膜沒有乳頭，光滑，但含有淋巴組織，混亂散在，呈小結節狀，即舌扁桃體。

舌乳頭按其形態、大小和分布部位，可分為五種（圖11、圖12）。

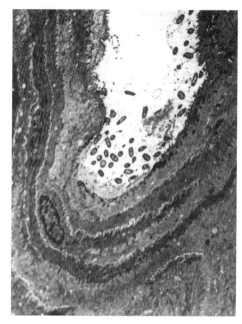

圖10　人舌上皮兩個乳頭間的「峽谷」區（×3500）「峽谷」裏存留有許多細菌

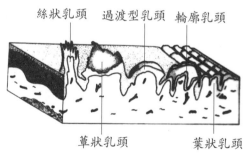

絲狀乳頭　過渡型乳頭　輪廓乳頭

蕈狀乳頭　葉狀乳頭

圖11　人舌黏膜各類乳頭形態模式圖

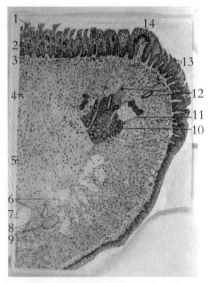

1	絲狀乳頭
2	舌上皮基底細胞
3	固有層
4	肌肉纖維（橫切面）
5	肌肉纖維（縱切面）
6	神經
7	脂肪組織
8	靜脈
9	動脈
10	漿液腺泡
11	液腺泡
12	腺管
13	絲狀乳頭
14	葷狀乳頭

圖 12　舌的全貌（橫切面）

1. 絲狀乳頭

是舌上最多，也是最小的乳頭。絲狀乳頭的基底部略呈圓柱狀，直徑約 170 微米，整個乳頭高 200～500 微米（平均 360 微米），主要分布於舌前三分之二的部位（圖13、圖 14）。乳頭的游離部呈佛手樣或不規則的鬆針狀突起，乳頭排列比較緊密，但乳頭間隙及絲狀突起之間隔都清晰可見。乳頭表面的高倍觀察顯示其外表並非是光滑平整的，而是呈現出海綿樣網絡狀結構（圖 15）。

乳頭表面還有不少片層狀的角化剝脫物和少許顆粒狀黏著物附著。絲狀乳頭的神經是普通神經，沒有味蕾，故它只有一般感覺，而無味覺功能。絲狀乳頭具有輕微而持續不斷的生長能力，故在病理狀態下可以變得很長，如毛髮狀。絲狀乳頭在青年期最發達，到老年漸變平滑。

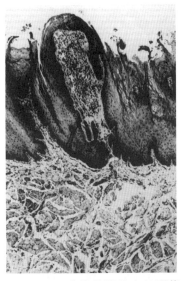

圖13　人舌背黏膜的光鏡圖像
　　　（縱切面）（×100）

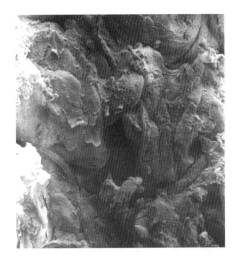

圖14　人舌背幾只絲狀乳頭〔掃描電
　　　鏡圖像（SEM）〕（×50）乳
　　　頭表面有不少片層狀角化剝脫
　　　物和少許顆粒狀黏著物附著

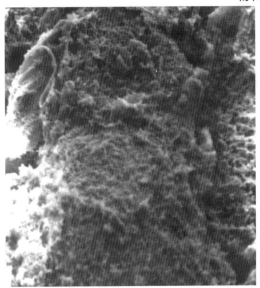

圖15　人舌絲狀乳頭表面
　　　(SEM)(×300)表面
　　　呈現為海綿樣網絡
　　　狀結構

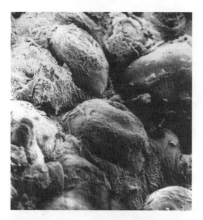

圖 16　人舌尖部蕈狀乳頭
（SEM）（×100）

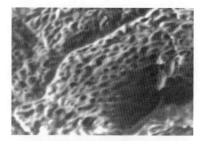

圖 17　人舌蕈狀乳頭表面的進一
步放大（SEM）（×900）

2. 蕈狀乳頭

　　主要分布於舌尖和舌前三分之一的部位。蕈狀乳頭為表面呈圓穹狀的乳頭樣突起，直徑 200～270 微米，也好似豆沙饅頭樣的圓形、乳頭樣突起，向舌背隆起約 70 微米（圖 16）。蕈狀乳頭排列有的比較緊密，有的比較稀疏，它們之間間隔有許多波紋狀隆起。蕈狀乳頭的表面是由許許多多角形的細胞拼接而成的，每個細胞的邊緣向表面微微隆起，形成明顯的界線。進一步放大，可以看到細胞表面有許多微小的凹陷，使細胞表面呈橘皮樣（圖 17）。乳頭表面還可見到

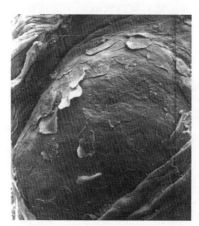

圖 18　人舌蕈狀乳頭表面
（SEM）（×300）

許多絲狀或片層狀的角化剝脫物附著。舌前三分之一部位的蕈狀乳頭不如舌尖部的突出，它們的表面角化物較多（圖 18）。蕈狀乳頭在活體舌面上呈紅色。蕈狀乳頭含有

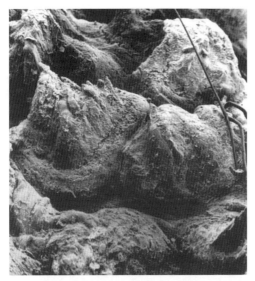

圖19　人舌「過渡型」乳頭
（SEM）（×100）

味覺神經末梢，上皮內有時可見味蕾，故有味覺。此外，
這種乳頭也有一般的感覺功能。初生兒的蕈狀乳頭多於成
年人，女性多於男性。

3. 「過渡型」乳頭

　　在舌中部，靠近舌前的地方還可見到一些基底部直徑
為 200～290 微米，游離部呈 150 微米高的圓錐狀突起的
「過渡型」或稱「中間型」的乳頭。這種乳頭似為表面角
質增多的蕈狀乳頭（圖19）。這種乳頭在肉眼下呈現為白
色，不像蕈狀乳頭那樣呈現為紅色，不能看到其黏膜下的
紅色血管紋理。

4. 輪廓乳頭

　　是乳頭中體積最大的一種，直徑 1～3 毫米，高約 1～

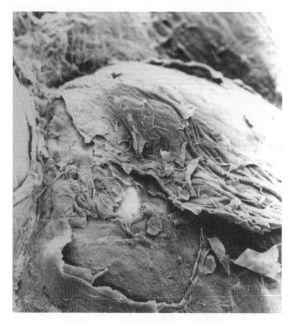

圖 20　人舌輪廓乳頭（SEM）
（×100）

1.5 毫米。數量最少，也不恆定，一般是 7～9 個，偶可有 4～16 個。這些乳頭按人字形排列在舌體與舌根部的分界線上。

　　輪廓乳頭在外形上很像蕈狀乳頭，其不同點在於它的上面扁平，周圍有一條狹窄的深溝環繞（圖 20），溝外壁的黏膜有嵴狀隆起，在溝內壁的上皮中，有多數染色較淺的卵圓形小體，稱為味蕾，溝外壁的味蕾很少。每一個輪廓乳頭味蕾的數目不恆定，據估計有 250 多個。

　　在輪廓乳頭分布區附近的舌纖維束間，有小型的漿液腺，稱為味腺，其導管開口於溝底。其分泌物可溶解食物

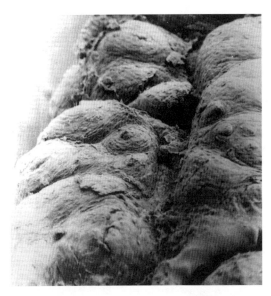

圖21　人舌葉狀乳頭（SEM）
（×100）

的分子，用來刺激味蕾而引起味覺。每個味蕾均直接與傳導味覺的主要纖維———舌咽神經的纖維小支接觸。

5. 葉狀乳頭

有2～6個，是許多互相平行的皺襞，以深溝為界，主要位於舌後部兩側邊緣上（圖21）。人類的葉狀乳頭已經退化，所以形狀變化很大，只新生兒較為明顯。葉狀乳頭兩側的上皮內含有味蕾，但人類較少，且並非每個乳頭都有。成人葉狀乳頭區的腺體退化，代之以脂肪組織及淋巴組織。

人類舌乳頭表面的角化程度最低，動物舌乳頭表面的角化程度很高，與人有明顯的區別（圖22～27）。

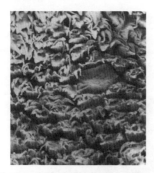

圖 22　貓舌尖部的蕈狀乳頭和絲
狀乳頭（SEM）（×165）

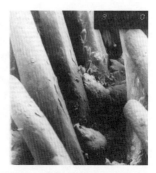

圖 23　貓舌中部的絲狀乳頭群
（SEM）（×92）

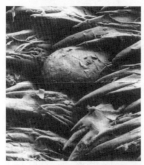

圖 24　狗舌前部蕈狀乳頭和絲狀
乳頭（SEM）（×120）

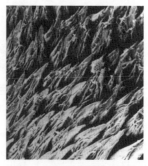

圖 25　狗舌中部的絲狀乳頭群
（SEM）（×80）

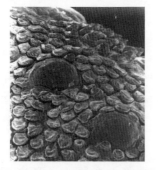

圖 26　豚鼠舌前部蕈狀乳頭和絲
狀乳頭（SEM）（×135）

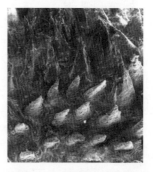

圖 27　大白鼠舌絲狀乳頭
（SEM）（×70）

(三)味　蕾

　　味蕾是味覺分析器的外圍部，即味覺感受器。這種器官在水棲動物中廣泛分布於全體表面；但存在於空氣中的動物，其所在的範圍卻極狹小，在鳥類中尚難證明。

　　人類的味器在口腔內，所謂味蕾，是特殊上皮構成的細胞團塊，是一個橢圓形的結構，包埋於上皮內，狀似花蕾，長有若干長形的細胞，其上有一小孔，叫味孔，每一細胞的末端均有纖毛從味孔中伸出，這種細胞可認為是單純的感覺細胞，專為接受味覺刺激的。

　　支配味蕾的神經纖維，其末梢分成細支狀包圍在每個感覺細胞上，當食物中的可溶性有味物質浸於此孔，味蕾隨即感受刺激。

　　味蕾的分布很廣，不僅在舌周圍的乳頭（如蕈狀乳頭、葉狀乳頭、輪廓乳頭）中可見，而且在舌腭弓、會厭後面、咽後壁等處的上皮內，都可發現散在的味蕾，新生兒較多，成年人較少，有的則退化消失。

　　味蕾大部分（舌前三分之二部分）是接受第七對腦神經即面神經的感覺纖維支配，這纖維隨同舌神經分布於舌；另一部分味蕾（包括舌後三分之一）係受第九對腦神經即舌咽神經的支配。

　　味覺通常分為五種，即甜、苦、酸、鹹、辣。其他味覺都可以認為是從這五種味覺融合中產生的。舌的各部分對各種味覺刺激的靈敏度不同：舌尖部分對甜、苦、酸、鹹四味的感覺非常敏感，尤其是對甜、鹹兩味更甚；舌的兩側周圍對於酸的感覺最靈敏；舌根部分則對苦味感覺最

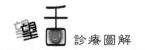
敏感。根據實驗得知,舌上有若干乳頭突起僅對一種味覺起感應,但也有若干乳頭可對兩種或兩種以上的味覺起感應。有人研究舌感覺苦味的機理,認為苦味物使磷酸二酯酶活化,導致環一磷酸腺苷的水平下降,從而使苦味受體細胞興奮而感受苦味。

我們的口味,除了主要來自味覺感受器外,也常受嗅覺所影響。當嗅覺感受器不靈時(如傷風感冒而使鼻黏膜發炎腫脹),則口味常較差。在中醫辨證時,病人的味覺也可作為參考。

陳無擇的《三因方》首創舌覺診法,他說:「夫口乃一身之都門,出入營養之要道……故熱則苦,寒則鹹,宿食則酸,煩、燥則澀,虛則淡,疸則甘。五味入口,或勞鬱則口臭……」後世,如曹炳章《辨舌指南》:「內臟有病,無論屬寒屬熱,於舌之味也有特殊徵象,可辨寒熱虛實,亦宜知之。如胃虛則舌淡,膽熱則舌苦,脾疸則舌甘,宿食則舌酸,寒盛則舌鹹,脾腎虛留濕亦鹹。」

申斗垣也有類似說法:「舌通各經內臟,內臟有病屬寒屬熱與舌之味覺有特殊徵象。如胃虛則舌淡,膽熱則口苦,脾熱則舌甘,宿食則舌酸,寒盛則舌鹹,脾腎虛有濕滯也作鹹味,風熱則澀,鬱熱則口臭。」這些病理性的舌味改變,在臨床上確實常可遇到,但其機制如何,目前尚難以用現有知識來解釋。

二、固有層

固有層位於黏膜層之下,是一層結締組織,其中有神

經、血管、淋巴管、舌腺管等穿行，有時有少量淋巴細胞浸潤，尤以舌根部為多見。在舌背部，固有膜向上皮伸入，形成許多大小不等的真皮乳頭。

三、肌層

為縱橫交錯的橫紋肌束組成，舌肌可分為兩大群：起自舌以外的某些固定點而終於舌內的，稱為舌外肌群；起止全在舌內的，稱為舌內肌群。

這些肌肉，由居於舌正中線的緻密纖維板（即舌中隔）分為左右完全對稱的兩半。在肌束之間，結締組織很少，有時可見血管及神經等 （圖28）。

四、舌的神經

舌肌運動及舌的一般感覺和味覺的神經支配如下：

1. 舌的運動

（包括全部舌內、舌外肌的運動）均由舌下神經的運動纖維管理。

2. 舌的感動

（一般感覺，如觸覺、溫覺) 由舌神經及舌咽神經的一般感覺纖維管理。舌神經是三叉神經第三支下頜神經的分支，分布於舌背黏膜；舌咽神經的一般感覺纖維分布於舌根黏膜。

3. 舌的味覺

由鼓索神經及舌咽神經的味覺纖維管理。鼓索神經是

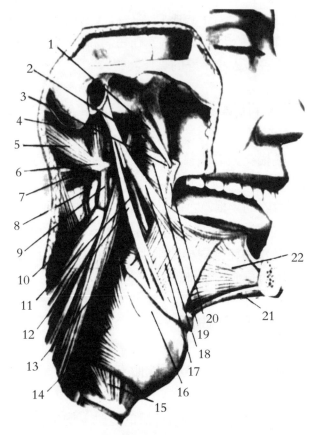

圖28　舌肌和咽部肌肉的解剖圖

1. 張腭肌	2. 提腭肌	3. 翼狀肌
4. 頭外側直肌	5. 上斜肌	6. 寰椎之橫突
7. 下斜肌	8. 脊椎動脈	9. 前橫突間肌
10. 樞椎橫突	11. 莖咽肌	12. 莖舌肌
13. 中縮肌	14. 下縮肌	15. 環甲肌
16. 甲狀舌骨膜	17. 舌骨舌肌	18. 莖突舌肌
19. 上縮肌	20. 頰肌	21. 頦舌骨肌
22. 頦舌肌		

面神經的副交感纖維，在頜下窩進入舌神經鞘內，分布於舌背黏膜蕈狀乳頭的味蕾；舌咽神經的味覺纖維分布於輪廓乳頭的味蕾。

此外，尚有迷走神經的分支———喉上神經的喉內支，分布到舌根和會厭的小部分，管理味覺及一般感覺。器械、壓舌板或異物刺激舌根，常引起噁心甚至嘔吐，這和由迷走神經傳入纖維，引起嘔吐反射中樞的興奮有關。

五、舌的血管

1. 舌的動脈

舌的主要動脈為舌動脈，但也有來自面動脈和咽升動脈的分支。舌動脈是頸外動脈的分支，此動脈在舌骨大角的高處，起於甲狀腺上動脈的稍上方，沿二腹肌內面向前上內側而進，達舌骨大角的上方，再沿舌骨舌肌內面，行於頦舌肌與舌骨舌肌之間至舌下面。此動脈的分支有：

（1）舌背支：分布於舌根及腭扁桃體。

（2）舌下動脈：發生於舌骨舌肌的前緣，經過下頜舌骨肌與舌下腺之間前進，分布於舌下腺、口腔底的黏膜、齒齦。

（3）舌深動脈：是舌動脈的末梢部分，經舌骨舌肌和頦舌肌間前進，伴舌神經同行，至舌尖與對側面同名動脈吻合。它沿途發出分支，在舌內構成豐富的毛細血管網。毛細血管網形成的襻沿肌束伸延，擴展到黏膜表面和舌乳頭。故在顯微鏡下可觀察舌尖的微循環情況。

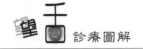
2. 舌的靜脈

舌的靜脈屬於頸內靜脈的顱外支，回流的血液，在固有膜內構成靜脈叢，最後主要匯合成舌靜脈。其起始部的經過，約與舌動脈相一致，但後部卻位於舌骨舌肌的外側（舌動脈在該肌內側）。經過中間部較大的舌下靜脈及一二條細小的舌背靜脈，各支都有瓣膜，除與咽靜脈及甲狀腺上靜脈吻合外，有時直入頸內靜脈或面總靜脈而流入上腔靜脈內。

近年來，對舌腹面靜脈的觀察研究已逐漸被重視，並應用於臨床，已作為一項診斷和治療的客觀參考指標，這在本書第二章第三節中將作詳細介紹。

第二節　舌苔是這樣形成的

近幾十年來，應用現代科學儀器以及解剖、組織、生理、生化、病理學等醫學領域的知識，對正常舌苔、舌質等舌象形成過程進行了深入的研究，目前已經有了一定程度的了解，現概述如下。

一、正常舌苔（薄白舌苔）猶如地貌結構

舌苔是覆蓋在舌頭表面的一層布滿各種突起的薄形膜狀結構，從掃描電鏡拍攝的舌表面照片來看，我們所看到的舌表面圖像，非常像乘坐直升飛機飛越山嶺上空所見到的地貌結構。

　　舌苔的形成主要與舌黏膜表面有兩種乳頭突起有關，第一種是絲狀乳頭（圖29），它是舌表面最多、最小的乳頭，它細長如絲，有的像佛手樣，有的像冬天經修整過的葉子的枯枝樣結構，每個乳頭長約200～500微米，尖端多半向後傾斜；第二種乳頭是蕈狀乳頭，微突出於舌表面，其形狀如同蘑菇或豆沙包樣，主要分布於舌尖及舌前部的兩側邊

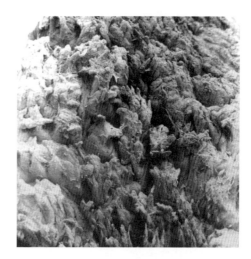

圖29　人舌背黏膜絲狀乳頭群（SEM）（×30）

緣。覆蓋在蕈狀乳頭表面的舌黏膜上皮角化層細胞很少，透過上皮層可以隱約看到分布於乳頭結締組織內血管的紅顏色，所以蕈狀乳頭呈現為鮮紅色。

　　由於舌苔表面的突起樣結構主要是絲狀乳頭，所以覆蓋在舌頭表面的舌苔形成，主要是與絲狀乳頭有關。絲狀乳頭末梢常分化成角化樹，呈佛手樣、枯枝狀、松針狀等突起，所以在其間隙中，常填嵌有從舌表面層脫落下來的角化上皮，還有口腔內分泌的唾液、細菌、食物碎屑和滲出的白細胞等，這些物質與舌乳頭一起，共同組成了舌表面的舌苔。

　　正常人的舌苔是一層薄而滋潤的白色苔狀結構（請見241頁以後的彩圖30）。舌苔之所以會呈現白色，與舌最表面的角化細胞有關。覆蓋在絲狀乳頭最表面的幾層黏膜

細胞是完全角化上皮和未完全角化上皮細胞，它們是接近於退化或已經退化了的細胞，長期處在唾液等液體物質存在的濕潤環境中，細胞膜就會膨脹並減少其自身的透明度，從而使舌表面呈現為白色。這與我們的手或足，由於較長時間浸泡在水中，皮膚表面會起白色是一樣的道理。我們一般看到的舌苔是一層薄而滋潤的白色苔狀結構，稱為薄白舌苔。

舌表面的這些角化細胞還對舌組織整體有一定的保護作用，它們可以緩衝口腔內酸辣物質或溫度變化對舌組織內血管和神經的影響，如果舌表面角化上皮缺失或減少，在吃酸辣或燙的食物時會發生舌頭疼痛的感覺。

可以認為，舌苔的變化主要在於絲狀乳頭的角化層及其間隙內鑲嵌物的變化，蕈狀乳頭也參加，但不如絲狀乳頭重要。影響舌苔發生變化的因素很多，但一般與以下九方面因素有關：

（1）舌乳頭的存在和完整，是舌苔存在的必要條件：乳頭角化上皮不脫落，則舌苔增厚；乳頭萎縮，則舌苔剝脫。嬰兒因乳頭未發育，故舌常無厚苔；老年人因乳頭萎縮，常見舌光滑無苔。

（2）機械因子：人剛醒來時，舌上常可見到一層舌苔，這是由於一夜之間，絲狀乳頭上皮的生長，並有細菌和食物殘渣碎屑堆積所致。經過漱洗後，尤其在早餐後，堆積的舌苔消失，表面又趨潔淨，此即舌的自潔作用。舌根部位與口腔上腭接觸得不多，摩擦較少而較難清潔，因此正常人在舌根部也經常有苔存在。

（3）唾液的清潔作用：唾液作為口腔內的清潔液體，

對舌苔的去除有一定關係。晚上唾液分泌幾乎停止，這也是清晨舌苔較厚的原因之一。

（4）食物的性質：正常膳食內有較硬的食物，在咀嚼時對舌有較大的摩擦作用；而軟食或流汁對舌的作用較小，長期持續進食流汁，可致舌苔堆積。

（5）維生素 B 群的缺乏：維生素 B 群缺乏，尤其是核黃素、煙酸缺乏可引起舌炎，久之可使舌乳頭萎縮。

（6）發熱：是引起舌苔增厚的最主要原因，一般感冒發熱第二天即可見舌苔明顯變厚。但為何體溫升高可致舌苔變厚，機制尚不清楚，有人解釋是由於發熱使機體代謝增加，舌的血流增多，使舌乳頭易於過長；另有解釋說酵母菌生長最合適的溫度是 41℃，當體溫增高時，酵母菌繁殖可成倍增加，並在舌上積存而成苔。

（7）精神緊張：可使舌乳頭過長，機理不明，有人解釋是因精神緊張可使口腔及上消化道酸度增加，而白色念珠菌在 pH 值為 5～6 時生長最好，使舌苔增厚。

（8）張口呼吸：昏迷病人常張口呼吸，早期常見厚苔，是因張口呼吸可使舌苔易於乾燥而不脫。

（9）吸煙、口腔衛生不良、口腔內感染等常與舌苔增厚有關。

二、正常舌質是淡紅色

舌質所呈現的顏色，反映的是舌黏膜下毛細血管及舌肌內的血液色澤，其透過覆蓋在其表面的黏膜、黏膜下結締組織可被人們的肉眼觀察到。健康人淡紅舌質的舌尖蕈

狀乳頭內的血供非常豐富，每個蕈狀乳頭內約有 6～12 個毛細血管襻，管襻粗細均勻，多數乳頭內的微血管襻叢呈樹枝或花瓣狀，微血管內血流速度較快，極少有血細胞聚集現象，血色鮮紅。

健康人舌乳頭固有層的血運十分豐富，舌又是由很多肌肉組成的器官，肌肉內的血運也是十分豐富，使舌肌呈紅色。但由於紅色的舌肌上面及舌固有層上，還覆蓋著一層白色半透明並帶有角化細胞層的黏膜上皮，從而使正常人的舌質呈現為淡紅色（彩圖 31）。可能影響或改變舌質顏色的因素很多，大致與以下幾方面有關：

（1）舌微循環的正常狀態：對於淡紅舌的微循環觀察表明，舌蕈狀乳頭的血供豐富，每一蕈狀乳頭約有 7～9 根毛細血管供給血液，管襻粗細均勻，張力良好，微血管叢構形大多為樹枝狀，血液流速較快，血色鮮紅，管周很少滲出（彩圖 32）。舌表淺血流量較大，乳頭內良好的微循環機能狀態是構成淡紅舌的主要因素。健康壯年和老年人中正常淡紅舌的比例明顯降低，與其舌微循環障礙的比例升高和乳頭內微血管叢的數目減少有關。

（2）蕈、絲狀乳頭的比例：由於蕈狀乳頭的微血管血運遠較絲狀乳頭為好，因此，淡紅舌的形成除與蕈狀乳頭內的微血管機能狀態有關外，與蕈狀乳頭的多少也有極大關係。資料表明，健康青少年舌尖部的蕈狀乳頭數較多，約占乳頭數的 70% 左右，而老年人舌尖部的蕈狀乳頭只占 45%。蕈狀乳頭減少、絲狀乳頭比例增多，可能是老年人淡紅舌比例遠遠低於青少年的一個因素。

（3）舌上皮各層細胞層次的多少：蕈狀乳頭上皮各層

細胞的層次較絲狀乳頭為少，電鏡下見棘細胞層僅由 2～4 個細胞層次組成，顆粒細胞層有 2～3 個層次，再上面的角質細胞也僅有 2～3 個層次。如此薄的上皮，使固有層內血管的血色極易透露出來。如舌上皮細胞層次增加，則會影響血色的透出度，而不利於正常舌色的形成。舌微循環檢查發現，健康壯年和老年人中的一部分人，舌蕈狀乳頭的表面角化層增厚，其中的血管叢減少，形成所謂的「過渡型」乳頭，這類乳頭的增多勢必影響正常舌色的形成。

（4）血循環中的紅細胞數量和血紅蛋白的含量以及正常的血氧飽和度也是構成正常舌色的必不可少的條件。

第三節　舌苔、舌質的變化反映人體內部的變化

幾千年臨床積累的經驗表明，舌是人體內臟的一面鏡子。我們在前面已經向大家介紹過舌苔形成的主要原理。總的來說，舌苔的形成主要與下列四方面因素有關：

①舌黏膜上皮細胞的正常生長與分化；②橋粒結構對舌上皮細胞脫落的影響。橋粒和半橋粒結構的消失對於細胞的脫落有促進作用，從而影響舌苔的增厚、變薄或剝脫；③細胞內膜被顆粒的多少及其內含物的排出，對於舌上皮細胞的黏著力有影響，從而對舌苔的厚度、舌苔表面的黏著力等產生影響；④口腔局部環境，尤其是 pH 值的改變。對正常和各類病理舌苔的口腔 pH 值測定結果顯示，正常薄白舌苔的口腔 pH 值在中性範圍；而病理舌苔

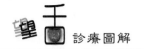
的口腔 pH 值呈現為偏酸性或偏鹼性。

　　這說明口腔內的中性環境是正常薄白舌苔形成的必要條件。而這四個方面隨時都會受到體內各種環境變化的影響，進而影響到舌苔。

　　舌苔的形成及變化主要在於絲狀乳頭及覆蓋在其表面的黏膜上皮細胞層的變化（蕈狀乳頭雖說也參加其中，但不如絲狀乳頭重要）。通過舌下層的血管和神經，體內的各種變化（包括血液內各種生化成分、激素、維生素，甚至於血液的溫度的升降等）都可以影響到舌上皮細胞的生長，然後再反映到舌苔的變化上來。

　　舌表面的上皮細胞的更新率是非常快的，人的舌上皮約 50 個小時左右就要更新一次，其更新速度之快，在體內僅次於小腸的絨毛膜上皮，所以，舌上皮細胞能十分靈敏地反映身體內的一切變動。如體溫升高以後，舌上皮細胞受到流經舌下的血液溫度升高的影響，會加速生長，細胞內的膜被顆粒會迅速增加，橋粒結構退化卻減緩，從而使舌苔很快地增厚起來。發熱病人睡了一個晚上，第二天早上起來就會發現自己的舌苔明顯地增厚，有時舌苔的顏色也會發生相應的改變。

　　白苔表示輕病、表證初疾病的恢復期；黃苔表示為發熱、火旺的熱證、黑證；黑苔表示病症已到了非常嚴重的階段了。

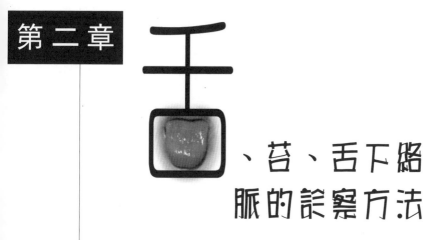

第二章

舌、苔、舌下絡
脈的詮察方法

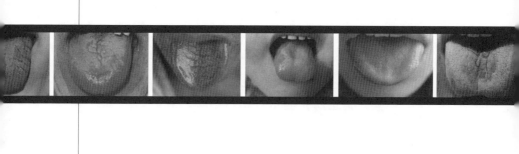

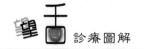
　　掌握舌診首先要學會望舌方法。望舌時，一般應讓被觀察者取坐位；無法取坐位時，取臥位也可。如是搖床則應將床的前半部分搖起而成半臥位或坐臥位；如無法搖起，則應盡量將枕頭墊高，以利於觀察。望舌時，盡量採用自然光線，但要避免太陽光直射舌面；在室內有電光源時，盡量避免有色光源對舌色的影響。

　　觀察時，應該讓被觀察者直面光線較強的方向，盡量將口張開，自然地將舌伸出口外，舌尖略向下，使舌面舒張放鬆（彩圖 33）。觀察時間不宜過長，以免被觀察者口舌疲勞，同時也會使舌質顏色發生改變。如有需要，可以稍事休息後，再觀察一次。

　　在這裏，要告訴所有的患者，在去醫院看醫生時一定要注意：不要化妝，盡量不吃有較深顏色的食物。尤其是看中醫時，更要避免有色食物、藥物或飲料對舌苔的染苔作用而使舌苔顏色發生變化，如吃橘子或喝橙汁後，白苔可變成黃苔。望舌前也要避免進食冰凍或刺激性食物，以免舌質顏色發生變化而產生假象。

　　舌的診察一般可以分為望舌、望苔、望舌下靜脈三個部分。

　　望舌：主要是觀察舌的本體和舌質；

　　望苔：主要是觀察舌面上的苔垢；

　　望舌下靜脈：是看舌下的一些小血管。

　　特別是舌質和舌苔的變化，對於中醫臨床辨證可以提供十分重要的信息；舌下靜脈的觀察在近年來受到臨床醫生的重視，有許多關於這方面的報導。

第一節 舌的診察

一、舌色

舌色也即是舌質的色澤，正常舌質多呈淡紅色，不深不淺，活潑潤澤。這是由於舌黏膜下層及肌層中富有血管，血液供應十分充足，鮮紅的血色透過白色半透明的舌黏膜面，使舌質呈現淡紅色。正常人之中，由於生理上的差異，稟賦各殊，舌質顏色可以略有偏紅或偏淡的不同，這並不為病徵。

當有病時，血液的成分、濃度或黏滯度等有所改變以及舌黏膜上皮有增生肥厚或萎縮變薄，均可引起舌色的改變。凡舌色淡於正常者，臨床稱之為淡白舌（彩圖34）；舌色深於正常者，稱之為紅舌（彩圖35）；比紅舌更進一步，舌呈深紅色，則稱之為絳舌（彩圖36）；若紅中帶青或藍色，則稱之為青紫舌（彩圖37）。

此外，古代文獻中尚有青色舌、黑色舌等，但我們幾十年的臨床中尚未見過，所以在此就不加討論。

從舌質的淡白、紅絳、青紫等幾種不同的色澤，可以協助辨別氣血盛衰、陰陽虛實的變化，這些將在第二章中詳細介紹。

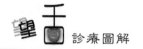
二、舌體

舌體的診察，應包括舌體的神氣、舌體的形態以及舌面的變化三個方面。

(一)舌體的神氣

舌體的神氣主要是從舌體的榮枯、老嫩加以診察。

1. 榮枯

榮是有光彩之意。舌運動靈活，舌色紅潤、鮮明有光澤；枯是枯萎、沒有精神之意，舌運動呆滯，舌質乾枯，晦暗無光澤。這對辨別病情的預後吉凶有意義。《辨舌指南》中說：「榮潤則津足，乾枯則津乏。榮者謂有神，凡舌質有光有體，不論黃、白、灰、黑，刮之而裏有紅潤、神氣榮華者，諸病皆吉。若舌質無光無體，不拘有苔無苔，視之裏面枯晦，神氣全無者，諸病皆凶。」

2. 老嫩

老是指舌質堅挺有力；嫩是指舌質浮胖嬌嫩（彩圖38）。《辨舌指南》中說：「凡舌質堅斂而蒼老，不論苔色黃、白、灰、黑，病多屬實；舌質浮胖兼嬌嫩，不拘苔色黃、白、灰、黑，病多屬虛。」故診察舌體，應先看舌的神氣。

(二)舌體的形態

舌體的形態包括舌體的腫脹、瘦瘍、痿軟、強硬、偏歪、顫動、伸縮等。

1. 腫　脹

舌體增大，輕的較正常稍胖大，重的可以腫脹到舌體塞滿口腔，調動不靈，甚至於影響言語及呼吸，舌邊有明顯的齒印。現代醫學認為舌的腫脹，與舌的結締組織增生、組織水腫或血管、淋巴回流障礙等因素有關。多見於肢端肥大症、甲狀腺功能減退症、黏液水腫、慢性腎炎尿毒症期等。

中醫認為「腫脹舌……按顏色的不同，可作如下區別：舌色淡白，舌面水滑，可以看出舌體內好像蓄了過剩的水。濕而腫胖的，這是脾腎陽虛、水濕瀦留的證候。舌色鮮紅腫大，常由心胃有熱，使氣血上壅，如果神昏不清，更足以證明熱入心包，心火上炎，氣滯血壅。舌紫而腫，紫色黯而發青，口唇也腫大而現青紫，這是血液凝滯，常由中毒所致。舌色如常，淡紅而胖大的，多由脾胃濕熱與濁痰相搏，濕熱痰飲上溢所致。」

2. 瘦　瘪

舌體變得枯瘦瘪薄（彩圖 39），多見於慢性消耗性疾病，如肺結核、肺心病、癌腫晚期等；長期胃腸道功能紊亂、煙酸缺乏及惡性貧血等也可見瘦瘪舌。主要是因為全身營養不良，使舌的肌肉及上皮黏膜萎縮所致。中醫認為舌肉屬心脾，心脾虛則使舌瘦瘪。《中醫舌診》中說：「舌色淡白而瘦瘪的，為陰陽兩虛，氣血不足，不能充盈舌體，久久失其濡養而成。舌色紅絳而瘦瘪的，則為陰虛火旺之故。陰愈虛，火愈旺，血中燥熱有增無已，於是發生枯瘪、消瘦等變化。無論新病、久病，見此病舌，均非輕淺。若更枯萎無津，或色晦暗，預後尤多不良。」

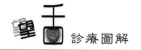

3. 痿 軟

舌體應柔和而靈活，如軟弱痿廢而不能自如活動，則稱作為痿軟（彩圖 40）。《辨舌指南》認為，痿軟舌有暴久之分，「暴痿多由熱灼，故常現紅乾之舌，如深紅者宜清涼氣血；紫紅者宜宣泄肝熱，通腑氣；鮮紅者宜滋陰降火；色淡者宜補氣血。若病久舌色絳而痿軟者，陰虧已極，津氣不能分布於舌體，為不治。」

在臨床觀察中，可以發現中暑患者因高熱脫水、口乾，可見舌軟、轉動失靈，但經補液、降溫等治療後，舌痿軟現象就會消失；而陰虛口乾病人，尤其在半夜睡醒後，舌痿不能轉動，必須喝一口水後才能恢復；但是，肌萎縮性側索硬化症或脊髓癆等神經系統疾病的舌痿軟現象就很難有所改善。

4. 強 硬

舌體失去柔和和靈活，變得強硬，可使語言蹇澀、含糊不清或不相連續（彩圖 41）。臨床常見的是熱擾神明、神志不清而致舌無所宰而強硬；也可見於腦卒中病人，常與半身不遂、口眼喎斜等症同時存在。

5. 偏 歪

舌伸出時舌尖偏向一側（彩圖 42），或左或右。《辨舌指南》認為：「若色紫紅勢急者，由肝風發痙，宜熄風鎮痙；色淡紅勢緩者，由中風偏枯。」臨床常見的是腦血管意外病人的舌偏歪；也有因舌下神經受壓損傷或面神經麻痺所引起。

6. 顫 動

舌體伸出時，出現不自主的顫動，多見於身體虛弱

（尤其是氣血兩虧）、甲狀腺功能亢進症或神經官能症患者。傳統中醫認為，舌色鮮紅而舌戰者，是因血虧、肝風內動而致，但這在臨床上較少見。

7.舌 縱

舌常伸出口外、內收困難或舌不能收縮、流涎不止，稱作舌縱（彩圖43）。中醫認為舌縱常伴神志不清或喜怒無常等症，常是痰熱之邪擾亂心神之故。甲狀腺功能減退症的克汀病患兒舌體變大，常伸在齒間或掛在口外。

8.舌 縮

舌體收縮，不能伸長，有的不能伸出口外。有的是因先天生就的舌系帶過短所致，這並不少見，但與疾病無關。如不是舌系帶過短，則多見於危重急症，如急性心肌梗死的休克期、肝昏迷、流行性日本腦炎深昏迷病人均可見到舌縮。中醫認為，舌縮可由寒凝筋脈、脾腎衰敗、氣血俱虛、熱傷津液、肝風內動致筋脈拘攣等原因造成，應結合舌色及其他證候加以辨證施治。

（三）舌面的變化

舌面的變化包括舌面的點刺、裂紋、光滑程度等。

1.點 刺

在舌面上有一些點刺狀突起凸出舌面，這大多是由舌上的蕈狀乳頭增生、肥大所致，但也有一些可能是由「過渡型」乳頭或絲狀乳頭轉化而成。根據我們對於舌的電子顯微鏡觀察結果，發現在正常人的舌尖或舌邊上，僅散在一些數量不多的蕈狀乳頭。可是，病人在高熱數天後，即可有大量點刺產生，其數目明顯多於原來蕈狀乳頭之數。

對於這一現象的分析，可以認為，其中有一部分點刺是由蕈狀乳頭增生、肥大所成，但還有一部分則可能是由「過渡型」乳頭，甚至於是絲狀乳頭轉化而成的。這些點刺狀突起，根據其大小及色澤的不同，還可以有點刺舌、紅星舌、白星舌的區別。

（1）點刺舌：舌尖或舌前緣尖、邊的蕈狀乳頭數略有增加，大小基本在正常範圍或有輕度腫脹隆起，呈顆粒狀，色紅潤（彩圖44、45），有時可伴疼痛。常多見於失眠或從事夜間工作，緊張或休息不好的人；發熱或多食酸辣等刺激食物的人也可見到。

中醫認為點刺舌多見於心火燔灼、熱毒乘心或蟲病，應分別依不同情況加以論治。

（2）紅星舌：在舌尖或舌前緣尖、邊處可見到一些較大的紅色點刺，這是蕈狀乳頭充血、腫脹而增大所致，呈草莓狀，有時比較集中在舌尖及舌前中部，有的稱其為草莓舌或覆盆子舌（彩圖46）。以各種發熱性疾病的熱盛期，如猩紅熱、麻疹的發疹期、流行性日本腦炎、大面積燒傷感染高熱期等均可見到紅星舌。

中醫認為，內熱灼盛者多見紅星舌，為臟腑血分皆熱，由燥火、疫毒、實熱或誤用溫燥藥物等原因造成。

（3）白星舌：在舌尖、舌邊或舌前中部有珍珠樣點刺出現，呈現為白色透亮或如水泡樣，不透明，數目不多，也有人稱之為水泡舌（彩圖47）。這種點刺是蕈狀乳頭肥大、水腫變性而致，其發生機制與紅星舌相似，只不過它是出現在壯熱病後期，由於熱病傷陰或營養不良，致舌質萎縮變性。紅星舌與白星舌大多與絲狀乳頭萎縮的光紅舌

並見，見有白星舌的患者比紅星舌的患者消耗性營養不良更甚，抵抗力差，舌萎縮更為顯著。

2.裂　紋

舌的裂紋一般分布於整個舌面或僅見於舌前半部（彩圖48～51）。舌裂有深、有淺，深的裂紋，特別是舌正中從前到後的深裂，當舌頭伸出來時，此深裂可完全顯現，如同一厚塊連皮的豬肉在當中被完全切開，僅留最下層的皮還未斷開的樣子。舌上裂紋可呈縱形、橫形、井形、爻形等不同的走向；也有呈現為腦回狀、鵝卵石狀等不同的形態。正常人中約有0.5%的舌面有先天性舌裂出現。舌的淺裂紋主要是由於舌黏膜萎縮，使舌的縱紋或橫紋透出表面而形成；深裂紋大多是後天舌部的病變，特別是舌組織的炎症，在炎症消退以後，舌黏膜上皮，有時包括黏膜下組織會發生萎縮，可使舌表面組織發生斷裂而形成舌裂。

病理性舌裂常見於營養不良性疾患，如一些慢性消耗性疾病、維生素B群缺乏症所致的慢性舌炎中，同時兼有舌痛、口乾等症狀。我們發現幼年出現地圖舌的患兒，大多為過敏體質，以後地圖舌也會轉為裂紋舌，其雙親及其他家屬中也多見裂紋舌，有一定的家族史。

中醫認為舌裂紋多見於虛證病人，以陰虛及血虛為主，也可見於熱盛之證。

舌的裂紋主要是指舌體上的裂紋，而不是舌苔上的裂紋。在舌苔滿布舌面時，尤其是在舌苔增厚時，舌苔也可以出現裂紋，但這不如舌體裂紋重要。舌苔乾而起裂，多見於外感病時，火灼津傷；苔潤而有裂時，多由氣虛所致。

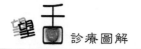

3. 光滑舌

光滑舌主要是因為舌表面的絲狀乳頭、蕈狀乳頭等發生萎縮而使舌表面光滑一片，平如鏡面，又稱鏡面舌（彩圖52），這是剝苔的一種表現，其形成原因與臨床意義將在下面的章節中詳細介紹。維生素 B 群缺乏或各種貧血，尤其是惡性貧血所致的舌炎，到晚期舌乳頭都已萎縮，可見典型的光滑舌。從中醫角度分析，全舌光滑是腎陰枯竭之象；舌心平滑，則是胃陰虧損之證。

第二節　苔的診察

中醫認為病邪穢垢之氣可以上溢於舌，使舌苔發生各種變化，所以，我們可以對舌苔的診察而辨別病邪及病情的表、裏、寒、熱、虛、實等關係。對於舌苔的診察，主要從苔色、苔質這兩大方面去觀察。

一、苔色

正如上一章所介紹的那樣，正常人的舌表面常有一層薄薄的舌苔，由於舌黏膜最表面的角化及未完全角化細胞長期處在口腔內的潮濕環境中，細胞的透明度降低而呈白色，所以，使舌表面呈現為薄白舌苔。但當舌黏膜表面的角化或未完全角化細胞層次減少時，舌最表層的細胞尚有一定的透明度，所以，在布滿絲狀乳頭等細小突起的舌表面並未呈現出白色，表現為滋潤而潔淨的狀態，對於這種

舌苔，有的人認為也屬於薄白舌苔。

但筆者認為稱此種舌苔為「淨舌」（或描寫為「舌苔淨」）較為適合（彩圖53）。因為苔的「白」色主要是反映角化及未完全角化細胞的存在，而「白」色不明顯，則提示即將脫落的角化及未角化細胞層次較少，以「淨舌」這種表述與「薄白苔」那種角化細胞層次較多的舌苔加以區別，是有一定必要的，以表示它們在組織細胞學上的差別。

苔色除白色外，還有黃、灰、褐、黑等不同顏色，它對臨床辨證有較大意義。一般認為，病人舌苔為白時，表示病還在表；黃苔者，病在裏；灰黑苔者，病在腎。苔色由白而黃，由黃而黑者，病日進；苔色由黑而黃，由黃而白者，病日退。關於苔色的臨床意義將在第三章中加以詳細討論。

二、苔 質

舌苔的有無、舌苔的質地及其變化，都能反映體內病變的性質及病情的變化，主要應從以下七個方面來加以觀察。

1. 苔的有無

舌苔應薄而均勻地分布，舌中、根部略厚，也屬正常。如舌苔忽然脫去，那是胃陰乾涸、胃乏生發之氣的表現。如舌本少苔而忽然有苔，是胃濁上泛、飲食積滯所致。

2. 苔的厚薄

舌苔的厚薄變化主要取決於舌表面絲狀乳頭的增長和

脫落，當然，也與口腔環境的酸鹼度等因素有關。中醫常根據舌苔厚薄的變化來判別邪氣的盛衰及其進退情況，如苔薄者，乃表邪初見；苔厚者，裏滯已深。在疾病治療過程中，如果苔由薄轉厚，為病漸加重或潛伏之邪開始暴露之象；苔由厚轉薄，則是正氣來復或裏蘊之邪逐漸外達。

3. 苔的有根無根

為辨別苔有根無根，可用刮苔的方法來加以判別。如舌苔很難刮去或雖能刮去，但舌面上仍留有垢蹟，似有一層糢糊未能擦淨的感覺，以致不能很好地顯露舌質顏色，這種是有根苔；如刮去苔後，舌面光滑潔淨，全無垢膩，舌質顏色能很好顯露者，是無根苔。

中醫認為，舌苔是由脾胃中生發之氣薰蒸而生成的，這說明舌苔的生長是有根蒂的。從第一章的介紹中我們已經知道，舌苔是由絲狀乳頭與填嵌在其間隙中的脫落角化上皮、唾液、細菌、食物碎屑和滲出的白細胞等一起共同組成的。這些填嵌物可以被刮去，但絲狀乳頭是刮不走的，是有根的；如果舌黏膜上皮細胞不再增生，絲狀乳頭萎縮，則舌苔就沒有存在的根基。中醫認為，有根苔說明脾胃之氣仍在，特別是有根的厚苔說明邪氣雖盛，但臟腑的生氣並未告竭。而無根苔，則提示了脾、胃、腎之氣已衰，不能上潮以通於舌，以致不能再生舌苔，這屬於正氣衰竭的跡象。有根苔多為實證，無根苔多為虛證。

4. 苔的偏全變化

舌苔應布滿全舌，如偏於局部，傳統中醫理論認為有一定的臨床意義。《辨舌指南》中說：「偏者，其苔半布也，有偏內、偏外、偏左、偏右之分，凡偏外者，外有苔

而內無也，邪雖入裏而猶未深也，而胃氣先匱；偏內者，內有苔而外無也，裏邪雖減，胃滯依然。而腸積尚存，及素有痰飲者，也有此苔。偏左滑苔，為臟結證，邪併入臟，最為難治；偏右滑苔，為病在肌肉，為邪在半表半裏。」但筆者在這方面還沒有深刻的體會，引用的內容供大家參考。

5. 苔的剝脫

舌苔發生剝脫，應從脾胃肝腎等臟腑功能虛衰方面去找原因，一般認為與傷陰及血虛有關。根據舌表面舌苔剝脫的不同表現，剝苔又可以分為全舌光剝（又稱鏡面舌）、局部剝脫（花剝苔）、地圖舌三種，其發生機制、局部表現及臨床意義將在第三章第五節中詳細介紹。

6. 苔的滋潤與乾燥

舌苔的潤燥主要與口腔內唾液的分泌有關。唾液分泌不足或舌面蒸發過快，使舌面少津，稱之為燥；重者望之無津，捫之澀手，稱之為澀；更甚者舌苔乾燥呈芒刺狀，稱之為糙。苔之燥、澀、糙代表了不同的傷津現象，多見於熱證（彩圖54）。唾液分泌過多或過黏時，舌面上常有一層半透明的黏液，濕潤而滑，舌表面反光增強，稱之為滑苔（彩圖55）。中醫認為，這是痰濕之邪內聚，多見於寒證。

7. 苔的腐膩

腐苔是一種比較厚，顆粒大而疏鬆的苔，好似豆腐渣一樣堆鋪在舌面上，刮之易去。是胃中濁腐之氣經陽氣蒸化而升騰造成的，腐苔大多屬熱證。膩苔常分布於舌中或根部，舌邊尖部較薄（彩圖56、57、58）。膩苔是一種顆

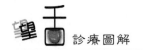

粒細小緻密，緊貼舌面，揩之不去，刮之不脫的一層油膩的黏液狀苔。掃描電鏡顯示，膩苔的絲狀乳頭密集，各乳頭的角化樹相互纏繞，其間填嵌著黏液和食物殘渣等。

中醫認為，膩苔是陽氣被陰邪所抑，造成濕濁痰飲、食積淤血、頑痰為病。白滑而膩者，濕濁與痰也；滑膩厚者，濕痰與寒也；苔黃而膩，為痰熱、濕熱；黃膩而垢，為濕痰初結，腑氣不利及食滯。還有一種霉苔（彩圖59），苔質雖說與腐苔相似，也是浮而鬆的，但其分布卻不像腐苔那樣均勻平鋪於舌面，而是呈糜點狀或小片狀堆積在舌面上。霉苔大多見於免疫功能低下，過量使用激素、抗生素而發生霉菌感染的病人。

第三節　舌下絡脈的診察

一般在舌腹面可以觀察到兩條靜脈與一些微細的小血管，前者稱為絡脈，後者稱為細絡。現在對於舌下絡脈的診察，不僅包括對於這兩支較粗大的絡脈的觀察，還包括對細絡、淤點淤斑、淤血顆粒、黏膜變化等方面的觀察。

一、舌下絡脈

舌腹面的靜脈大致有兩個來源：

①位於舌系帶與傘襞之間（或稱「內帶」），是舌下神經的伴行靜脈，它收集舌尖、舌體的靜脈血流，有時它還分出一支上支和淺支，因此，我們有時會看到在這個部

位有兩條或三條絡脈。約有 75%以上的人顯現此靜脈，單幹約占一半，雙幹占 24%，多幹為 21%左右。

②位於傘襞外側（或稱「外帶」），是舌神經的伴行靜脈，它主要收集舌側的靜脈血流，屬支可達 15 條之多，一般只有 4%的人顯現此靜脈。

舌下絡脈的測量主要是靠目測。我們曾用不超過 1/10 毫米的量具測量位於舌系帶與傘襞之間（內帶）的舌下絡脈，其外徑的正常值應在 2.7 毫米以內；另有人用消毒紙片法測得正常值為 3 毫米。

舌下絡脈從上到下也不是一樣粗細的，靠近舌系帶根部的一端較粗，另一端則要細一些。用器具測量一般只是在科研時使用，平時觀察可以用似物法進行目測：常用的鉛筆芯直徑為 2 毫米，紅藍鉛筆芯為 3 毫米，所以我們可以認為，內帶舌下絡脈中段的外徑以不超過一支紅藍鉛筆芯（即 3 毫米）為正常範圍。

與健康的正常人相比，患者舌下絡脈的顯現率、顯現類型有明顯差別，尤其是血淤證患者，由於血液動力學、血液流變學的改變，可以使舌腹面黏膜下靜脈的主幹與屬支更易顯現出來。

血瘀證患者舌下絡脈變化的特徵是：粗張延長，出現迂曲或囊泡及細絡淤血。粗張是指靜脈主幹外徑增寬、血液充盈飽滿，嚴重時可達 5～10 毫米；延長是指它的屬支靜脈顯現。迂曲常與粗張同時呈現；囊泡是有瓣賣部分的靜脈管的球形膨出，它不僅見於主幹，有時在屬支也可見到（彩圖 60）。舌下絡脈的囊泡樣變化，以前也有稱之為「葡萄串」、「小球」、「結節」等（彩圖 61）。

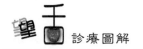

二、細 絡

細絡是位於舌腹面兩側舌黏膜固有層的毛細血管及微小靜脈，它們可以出現擴張或淤血，呈現為細網、樹枝或絆狀；可以局限於某一局部，也可以出現於一側，或兩側同時顯現。毛細血管擴張、微小靜脈的淤血與體循環動力學、微循環障礙有關，一般在慢性肝病、惡性腫瘤病人中較為多見。

三、淤點、淤斑

淤點、淤斑均是舌黏膜下出血的徵象。淤點常出現在細絡周圍，淤斑常在舌系帶兩側出現（彩圖 62、63、64）。淤點、淤斑的出現往往早於皮下出血，是內出血的早期信號。

四、淤血顆粒

淤血顆粒俗稱「魚子醬」，它是舌腹面黏膜下毛細血管或微靜脈的點狀擴張淤血（彩圖 65）。

五、其 他

應注意觀察舌腹面黏膜的色澤、質地，有無白斑、潰瘍等。

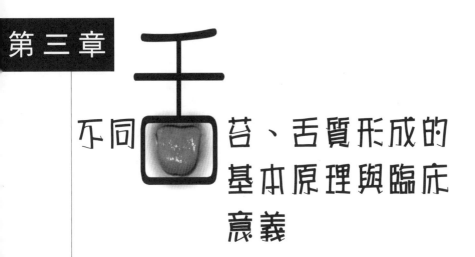

第三章

不同舌苔、舌質形成的
基本原理與臨床
意義

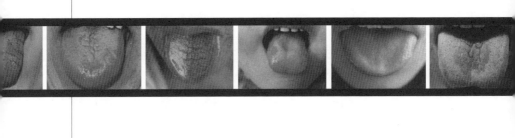

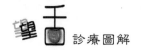

人體有病時，可以出現各種病理舌象，擬分為舌苔和舌質兩部分來介紹。

一般健康人舌上常有薄薄一層白苔，乾濕適中，不滑不燥。當有病時，舌苔可逐漸增厚或剝脫。隨著病變的發展，苔色可由白到黃，由黃到灰黑（熱證）；也可由白到淡灰或淡黑色（寒證）。

第一節至第五節介紹不同的舌苔。正常舌質多呈淡紅，不深不淺。這是由於舌的黏膜下層及肌層中富有血管，血色透過白色半透明的舌黏膜面，就呈現淡紅色。當有病時，使血液的成分或濃度有所改變，或舌黏膜上皮有增生肥厚，或萎縮變薄，都可引起舌色的改變。第六節至第八節則是不同舌質的介紹。

第一節　白苔多表現為輕病

白苔有厚薄腐膩之分。薄白苔即是舌面上薄薄分布有一層白色舌苔，猶如舌頭上蒙了一層白紗，或如毛玻璃樣（彩圖66），但其舌質的紅色，仍可在舌苔之間透出而不被遮蓋。厚白苔則往往在舌的邊尖部稍薄，尚能見到舌質，而中根部則較厚，大部舌質均被舌苔所遮蓋而不被透出，故苔色呈乳白樣或粉白色。

腐苔形如豆腐渣堆鋪舌上，顆粒大而疏鬆，揩之可去，未幾又可復生。膩苔是舌中心稍厚，舌邊較薄，顆粒細小緻密，揩之不去，刮之不脫，舌面罩著一層黏液呈油膩狀。膩苔可見於不同顏色的舌苔，關於膩苔的形成機

制，將在第四節中專門予以介紹。

此外，舌面由於唾液的多少、乾濕的不同，而有潤燥、滑澀、糙膩等區別。

凡唾液分泌不足或舌面蒸發過快，輕者使舌面少津，稱之為燥；重者望之無津，捫之澀手，稱之為澀；若乾燥進而使舌苔呈芒刺狀者，則稱之為糙。故燥、澀、糙苔常代表不同程度的傷津現象，多見於熱證。

唾液分泌正常者，舌面上濕潤有津，如分泌過多或過黏時，舌面上常黏附有一層半透明或透明的唾液，使舌面濕潤而滑，反光增強，即稱為滑苔。

舌苔之所以會呈現白色，是與舌最表面的角化細胞有關。覆蓋在絲狀乳頭最表面的幾層黏膜細胞是完全角化上皮和未完全角化上皮細胞，它們是接近於退化或已經退化了的細胞，因為舌頭長時間處在唾液等液體物質存在的濕潤環境中，表層的角化細胞膜就會逐漸膨脹並減少其自身的透光度，從而使舌表面呈現為白色。

這與我們的手或足，由於較長時間浸泡在水中，皮膚表面會起白色是一樣的道理。

臨床上，白苔是各種舌苔中最常見者，其他各種舌苔可以認為是在白苔的基礎上轉化而成的。一般認為白苔屬肺，主表、主寒，但臨床上也有裏證、熱證而見白苔者。如《舌鑒辨證》中說：「白苔為寒，表證有之，寒證有之，而虛者、熱者、實者也有之。」所以單憑白苔來辨證是有困難的。

一般來說，白苔除見於正常無病的人外，多見於輕病、表證初起以及疾病的恢復期等。因身體內部病理變化

不多，故舌苔還是表現為接近於正常的薄白舌苔（彩圖67）。例如：

（1）呼吸道感染、肺炎、急性支氣管炎早期，多見白苔，可能較正常增厚。

（2）一些有主訴症狀，而沒有器質性病變的疾患，如神經官能症，包括心臟、胃腸神經官能症，多呈現為白色舌苔。

（3）中醫辨證無表裏證的疾病，如單純性甲狀腺腫大、早期乳腺癌、子宮頸癌等。

（4）疾病的恢復期，有些急性熱病可見黃黑苔或紅絳光剝苔，但到恢復期又轉為白苔。

白苔還可以出現於體內有水濕停留或痰飲病人，如哮喘、慢性支氣管炎、支氣管擴張以及胸腔積液、腹水等中醫辨證屬痰濕或水濕者，多見白滑膩苔。體內有各種慢性炎症感染，如慢性盆腔炎、慢性腎盂腎炎、輕型結核病等，由於慢性炎症刺激，可使舌苔較正常稍厚。根據臨床所見，白苔可以分為以下四種辨證類型。

（1）表寒型：多見於風寒外感初起，舌苔薄白而潤，舌質淡紅或較正常略淡（彩圖68），全身症狀惡寒較重。治宜辛溫解表。

（2）表熱型：多見於溫病初起，舌苔薄白而乾，舌質邊尖較紅，全身惡寒較輕（彩圖69）。治宜辛涼解表。

（3）寒濕積滯型：苔多厚白而垢膩，刮之不能去，表面濕滑多津（彩圖70），多屬寒濕、痰飲、停食等所致。治宜溫陽化濕、祛痰化飲、消食導滯等。

（4）實熱型：舌苔白而乾燥起裂或如白粉鋪舌，顆

粒分明，乾燥無津（彩圖 54），此為熱邪傳裏，可見於溫病的中期，也可見於濕溫症。

第二節　黃苔說明病已入裏

　　黃色舌苔，一般表示邪已化熱、病已入裏，所以認為：黃苔主裏熱，一般多見於熱病的過程中，發熱到一定程度、持續一定時日才會出現。但在臨床觀察中發現，雜病中出現黃苔也有不少。

　　黃苔之色，有淡黃、嫩黃、深黃、焦黃等不同表現，多分布於舌根及舌中部（彩圖 71～74），有時也可布滿全舌。黃色舌苔有時可與其他苔色如白、黑色同時兼見。每種苔色中又可有厚薄、潤燥、腐膩等不同表現，而組成各種形態的舌像。

　　《察舌辨證新法》說：「黃色有深、淺、老、嫩之殊，其形似也有燥潤、滑澀之異。有正黃色者，有老黃色者，有牙黃色者，有黃如粟米染著者，有黃如虎斑紋者，有黃如黃蠟敷舌上者，有水黃苔如雞子黃白相兼染成者，有黃腐苔如豆渣炒黃堆舌者，此皆黃色之類。」可以想像黃苔種類之多。此種舌苔，一般不易去除，即使用刀或刮舌器刮去後，迅又被覆如故。

　　臨床上舌見黃苔，主有裏熱，具有一定的指導意義。根據臨床所見，可將黃苔分為以下幾種辨證類型：

1. 表熱入裏型

　　苔薄白或稍厚，白中帶有黃色，顆粒分明，潤澤如

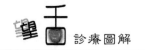

常；或白苔初變微黃苔，舌邊淡紅，中根淡黃而潤滑；或舌苔尖白根黃，均表示表邪將罷而入裏，或為傷寒表邪失於汗解，初傳陽明，寒邪已有化火之兆。

2. 胃腑實熱型

邪熱傳裏，胃熱熾盛，舌見黃苔乾澀，深黃而厚。甚或見芒刺、焦裂，或夾灰、黑等色，或舌苔黃而乾澀，中隔有花瓣形，均示胃有實熱內結。

3. 濕熱型

舌苔黃而黏膩，滑潤多津，猶如黃蠟塗罩舌上；或舌見黃滑苔，並有身目皆黃，小便也黃，均屬濕熱為患。

黃苔的形成原理尚無定論。其與染色關係不大，而與炎症感染及發熱導致消化系統功能紊亂的關係比較大。它們可以引起舌局部絲狀乳頭的增殖，口腔唾液腺體的分泌減少，同時再加上局部的著色作用、舌的局灶性炎症滲出以及產色微生物的作用等，共同形成了黃色的舌苔。

有人認為黃苔的形成與自主神經系統功能紊亂有關。也有人認為舌苔的形成是口腔正常菌族中某些細菌在疾病條件下優勢增殖的結果，苔色與優勢菌落的顏色有關。

第三節　黑苔多見危重症

黑苔的色澤，可有棕黑、灰黑、焦黑以至漆黑等不同程度（彩圖 75～82）。一般在人字形界溝的附近黑色較深，接近舌的邊尖部則色漸淺。發黑的絲狀乳頭其根部黑色較淺，越到頂部則黑色越深。黑苔的厚度，取決於絲狀

乳頭的長度，可自輕度增厚（0.5 毫米）到顯著增厚（可達1 公分以上）。輕度增厚的黑苔，往往呈絨毯樣密布於舌背上。顯著增厚時，則要看絲狀乳頭的角化程度而有軟硬之別，軟者呈毛髮狀，自舌尖向舌根方向傾倒，若以物自後向前刮之，刮去唾液後則毛髮樣的黑苔也可根根豎立；其硬者往往布於舌根，如硬毛刷然，豎立而拂刷軟腭，可引起患者疼痛不適或噁心感。

經治療後，黑苔可逐漸轉淡而代之以薄白苔，也有黑苔脫落而見光紅舌苔的。黑苔患者的舌質則要視病情而異，多數為紅絳舌，但也有淡白舌。

黑苔一般是疾病持續一定時日，發展到相當程度後才會出現，在臨床上也比較少見。中醫認為病人發生黑苔，大多表示病情已達一定程度，不是熱極就是虛虛至極。根據臨床所見，黑苔可以分為以下三種辨證類型：

1. 熱極耗陰型

多由傷寒或溫病遷延日久，熱邪傳裏化火，熱極耗陰，致舌苔由白轉黃，由黃轉黑，熱甚者甚至芒刺乾焦起裂，屬熱極傷陰之證。治宜急下存陰。這類病人的西醫診斷大多是休克、敗血症、霉菌細菌混合感染等危重病症。

2. 陽虛陰寒型

舌質淡白，上有薄潤的黑苔。此種黑色呈淡墨色，較極熱的黑色為淡，舌面嫩滑濕潤，屬陽虛極寒之證。治宜溫腎散寒。

3. 腎虛型

舌苔黑而較乾，但不如熱極之焦黑，舌體較瘦，且有一般腎虛的臨床見證，而無發熱，屬陰虛腎水不足之證。

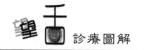

治宜補腎、調整陰陽。

黑苔的形成，主要是絲狀乳頭增殖變黑所致，其形成過程可分為兩個階段：當絲狀乳頭角質突起增生過長，呈細毛狀，顏色可以仍為淺黃或灰白色，是為絲狀乳頭增殖期；以後此過長的細毛逐漸轉黑，即為第二階段，所謂黑色形成期。

關於黑苔的形成原理，國外不少研究認為是霉菌過度生長所致，尤其是在廣譜抗生素應用後。但有人分析了85例黑毛舌，發現部分病人從未用過抗生素卻也出現了黑毛舌，應考慮是機體內在因素與外來因子共同作用的結果。諸如高熱、脫水、慢性炎症、細菌感染、毒素刺激、精神緊張、中樞神經功能失調等使絲狀乳頭過長，不易脫落，加上霉菌或其他產色微生物的增殖等，共同形成黑苔。其中精神因素頗為重要。

第四節　膩苔、厚苔應該調整脾胃

所謂膩苔，就是舌面上罩著一層黏膩狀物質，給人以十分骯髒的感覺。膩苔（彩圖83）舌中心稍厚，舌邊較薄，其黏膩的顆粒細小緻密，揩之不去，刮之不脫。

膩苔多見於濕濁、痰飲、食積、頑痰等陽氣被陰邪所抑的病變。凡苔厚膩而色黃，為痰熱、為濕熱、為暑溫、為濕溫、為食滯、為痰濕內結、為腑氣不利；苔滑膩而色白，為濕濁、為寒濕；苔厚膩不滑、粗如積粉，為時邪夾濕，自裏而發；苔白膩不燥，自覺悶極，屬脾濕重；苔白

厚黏膩，口發甜、吐濁涎沫，為脾癉，乃脾胃濕熱氣聚，與穀氣相搏，滿而上溢之候。

為了研究膩苔的形成機制，我們用白酒和食用鹼溶液灌胃，造成了小型豬膩苔的模型。從小型豬膩白苔和薄苔舌背掃描電鏡的結果來看，膩苔和薄白苔的差別在於膩苔絲狀乳頭增多、增長，舌面黏附的細菌和食物殘渣、脫落細胞都較薄白苔為多，這可能就是形成膩苔外觀的原因。

透射電鏡的區別則主要體現在膩苔豬的棘層和顆粒層細胞內的膜被顆粒要多於薄白苔豬，在人的膩苔中也有類似變化，因此，膩苔的黏膩外觀可能是由於膜被顆粒增加，分泌過多脂質，細胞外脂類增加，黏附大量細菌、食物殘渣和脫落細胞而形成的，其中膜被顆粒的增多是膩苔形成的關鍵因素。

HE染色的結果顯示消化系統有炎症改變，其原因可能在於白酒和食用鹼對消化系統造成了損傷，因此，我們推測白酒和食用鹼溶液灌胃，造成小型豬膩苔的機理可能是胃黏膜表面上皮細胞也存在膜被顆粒，它分泌的脂質，形成了胃黏膜的疏水保護層，實驗原料酒和食用鹼具有洗脫脂類的作用，兩者混合液灌胃會破壞胃黏膜的疏水保護層，刺激動物機體透過某種回饋機制來增加膜被顆粒的數量和分泌，以恢復胃黏膜表面的疏水層。

由於這一回饋機制可能是透過全身性的神經體液調節而實現的，因此，會造成整體範圍上皮細胞內的膜被顆粒增多，這種情況表現在舌，則可見到舌背黏膜上皮細胞內膜被顆粒增加，使得釋放到細胞外的脂類增多，絲狀乳頭表面黏附的細菌、食物殘渣和脫落細胞就會增加，從而產

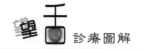
生膩苔的外觀。

　　因此可以認為，膩苔是濕濁的一個有特徵的徵象，痰濕的其他一些症狀，包括膩苔可能是機體的一種保護性反應，它們的出現表明機體的某處正在進行修復活動。痰濕證有可能是神經、內分泌、免疫系統調節膜被顆粒形成及分泌的一種特定形式，它是全身性的膜被顆粒紊亂的表現，而膩苔是舌局部膜被顆粒紊亂的表現。

　　所謂厚苔，就是指舌苔增厚，實際上這是絲狀乳頭增長而造成的一種舌像（彩圖 84）。一般絲狀乳頭長約0.2～0.5毫米，舌苔增厚時可達 1 公分以上。絲狀乳頭是舌黏膜上皮向舌面的突起結構，由基底細胞、棘細胞、顆粒細胞、未完全角化上皮及完全角化上皮等細胞層次構成。在透射電鏡下可以看見每個細胞層大多只有2～3個層次，再上面一層的角化細胞也僅有 2～4 個層次。舌上皮的生長、代謝規律是基底細胞不斷地分裂，並向上一個細胞層次衍化。最後形成為角化細胞，由於它屬於退化細胞，最終會脫落而被清除。

　　正常情況下，舌上皮的生長與退化保持著一個動態的平衡關係，因此，絲狀乳頭不會因為基底細胞的不斷生長而逐漸增長。但當兩者關係失衡時，絲狀乳頭就會增長而使舌苔增厚。當我們體溫升高以後，流經舌黏膜下的血液溫度升高，舌上皮細胞受此影響，基底細胞就會加速生長，此時，角化細胞的退化並未加速，所以，就會使舌苔增厚起來。

　　另外一種平衡的被打破也會使舌苔增厚，那就是在角化細胞脫落出現延遲的時候。造成角化細胞脫落延遲的主

要原因是細胞之間的黏性增加及連接角化細胞間的橋粒結構退化、消失的延遲。

那為什麼會出現這種情況呢？這與膩苔的形成原理十分相似，我們在透射電鏡下，觀察到厚苔舌黏膜上皮內板層小體（膜被顆粒）明顯增加，板層小體向細胞膜方向移動，並逐步釋放出其內含物，使舌上皮細胞膜所含的唾液酸和岩藻糖增加，細胞表面負電荷增加，使得細胞膜表面的黏性加大，從而使舌上皮表面的角化細胞不易脫落而使舌絲狀乳頭延長，造成舌苔增厚。

在我們的電鏡觀察中也發現，厚苔病人舌上皮細胞間的橋粒結構消失延遲，由於橋粒結構的存在，細胞之間的結合能力提高，這也是使舌苔增厚的因素之一。

第五節　剝苔要排毒滋陰

光剝舌苔也是臨床上很常見的一種舌像變化，其舌背表面的舌苔發生剝脫或缺損，舌上皮的絲狀乳頭萎縮、減少甚至消失。根據舌表面舌苔剝脫的不同表現，剝苔又可以分為全舌光剝（又稱鏡面舌）、局部剝脫（花剝苔）、地圖舌等三種（彩圖85～92）。

1. 全舌光剝（鏡面舌）

舌背面的舌苔全部剝脫，絲狀乳頭、蕈狀乳頭同時萎縮，舌背表面光滑如鏡，故又稱為鏡面舌。

2. 局部剝脫（花剝苔）

舌背表面的舌苔有部分缺損或剝脫，缺損一般是一

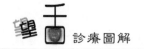
處，常位於舌根或舌中部，多處剝苔較少見；缺損中央舌黏膜平整光滑，周邊的舌黏膜無明顯隆起，舌黏膜色澤也沒有明顯的變化。

3. 地圖舌

舌背表面的舌苔有多個缺損或剝脫，缺損常有多處，形狀不定形，且時時變換位置（舌背某個部位舌苔缺損修復，卻又在另一處出現新的舌苔缺損），缺損周邊黏膜呈灰白色的隆起。現代醫學稱之為「良性游走性舌炎」。

關於剝苔的臨床意義，中醫理論認為：「胃氣上潮通於舌」，「有胃氣而生苔」，「苔乃胃氣之薰蒸，五臟皆稟氣於胃，故可借以診五臟之寒熱虛實也」。舌苔的存在與胃氣及五臟功能的盛衰有明顯的關係，舌苔發生剝脫，應從脾胃肝腎等臟腑功能虛衰方面去找原因。根據臨床所見，對舌苔剝脫一般可作以下分析：

若舌苔驟然退去，不再復生，以致舌面光滑如鏡，稱為鏡面舌，是胃陰枯竭、胃氣大傷的表現。大多數見於慢性疾病、遷延日久而逐步出現舌苔光剝、舌質暗紅或紅絳色（少有呈鮮紅色的），為氣血兩虧、陰血不足的表現，尤其是以氣陰兩虛為主的虛勞症患者多見，難以在短期內取得治療效果。但也有極少數鬱火內盛的人，在服食紅參等溫熱藥品後，出現全舌剝脫、舌質紅絳的現象。

筆者曾接診過一位35歲女性患者，因經常有失眠、多夢、乏力、口乾、納差、便秘、耳鳴等症狀，自認為是身體虛弱所致，應該服用補藥來補一補。從秋天開始就應經常吃赤豆紅棗羹等飲食進行「食補」，此外，還每日泡飲西洋參和白參進行「藥補」，經用一段時間後，因為覺得

症狀改善不明顯，在「冬至」節氣過後，就改用紅參，每天取一小段隔水清蒸後服食。數天後患者就出現口乾舌痛，還有胸悶、腹脹、便秘、煩躁不安、整夜不能入眠等症狀，經檢查，其舌質呈鮮紅絳色；舌苔前五分之四剝脫、光滑如鏡。

治療方面：先施以增液承氣湯（玄參30克，麥冬24克，細生地24克，大黃9克，芒硝4.5克）加減二劑，大便通，熱象也得以緩解，以後再用清熱養陰等清潤之劑治療，在二十餘天後，舌苔逐步復生而恢復如常。

若舌苔剝脫為局部，剝脫處光滑無苔，稱為花剝苔，也屬胃的氣陰兩傷之候。舌尖花剝，除胃陰不足外，心肺陰液也現不足。若花剝兼有膩苔者，說明痰濁未化，正氣已傷，病情較為複雜，治療要根據病情的變化，不斷地加以調整。

關於光剝舌的形成機制的研究，在很長一段時間裏，主要還是根據對於光剝舌組織在光學顯微鏡下的觀察結果進行推測而得出的意見。在光剝舌表面未能看到舌乳頭結構，舌上皮只能見到基底層、顆粒層及少許細胞棘層，根據這些局部現象進行推測：剝苔可能是舌黏膜上皮細胞發生萎縮、變性壞死的結果。

經過近十幾年我們對於剝苔進行形態學（光鏡、電子顯微鏡、舌印片脫落細胞），舌微循環，血清氨基酸譜，總體蛋白質更新速度以及臨床流行病學的調查，治療觀察等方面的比較深入的研究，對於各種光剝舌苔的形成過程有了更進一步的了解。

研究結果表明，剝苔患者大多伴有全身蛋白質代謝的

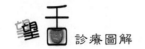

障礙，蛋白質分解大於合成。血漿氨基酸譜明顯異常，非必需氨基酸明顯增加，而蘇氨酸等必需氨基酸卻明顯缺乏。這些因素均可以對舌上皮細胞的代謝產生影響，使絲狀乳頭發生萎縮而表現為剝苔。

第六節　淡白舌表示體內虛寒

　　淡白舌的舌色，紅少白多，按其比例不同，其舌色程度就有差異，大致可以分為兩類：一類較正常人的淡紅舌色略淡，仍可見有紅色；另一類舌色枯白，血色全無，邊口唇、齒齦也都蒼白無華。

　　淡白舌的舌體多較正常胖大，舌面濕潤多津，浮胖嬌嫩。舌邊可見有齒印，呈荷葉邊樣。有部分淡白舌的舌體也可接近正常，或可略見瘦小。淡白舌的舌苔，一般均為白苔或白膩苔，少數可見灰黑苔或光剝無苔。

　　臨床舌見淡白，一般多主虛寒。基本上可以將淡白舌分為以下兩種辨證類型：

1.氣血兩虛型

　　舌色淡白，舌體並不肥大，與正常大小相似，或稍小於正常；舌面雖潤，但並不多津。其症狀可有聲低、息微、自汗、心悸、頭暈、耳鳴、唇淡、神萎等，脈象虛細或稍帶數。治宜益氣養血。

2.陽虛寒濕型

　　舌色淡白，舌體胖嫩，濕潤多津；舌邊有齒印。症狀可有畏寒、肢冷、浮腫、嗜眠、便溏等，脈象多現沉遲。

治宜溫陽化濕。

舌質淡白主要與血循環中紅細胞數減少有關，且舌色減淡大致和貧血程度成正比。此外，還有蛋白合成障礙，可導致血漿蛋白偏低、棘細胞層腫脹、組織水腫等。其他如內分泌機能不足、基礎代謝降低和消化系統功能紊亂等都可以成為淡白舌發生的輔助因素。

由於貧血及代謝降低，可使舌黏膜及舌肌表現色淡；由於組織水腫，使舌質出現浮腫嬌嫩現象，更使舌質變淡，從而共同形成了舌質淡白的現象。

第七節　紅絳舌表示體內熱盛

淡紅色為舌質的本色，若舌質紅而朱赤，或紅而帶絳，則均為病色。絳舌多為紅舌的進一步發展，在絳舌出現之前，多經過紅舌的階段。紅絳舌色，又有鮮紅與絳紅兩種；結合舌質的色澤，又有光亮與晦暗之分。舌體一般均較瘦小，急性失水脫液可見舌黏膜皺縮，某些嚴重病例，舌可捲縮而不能伸出口外。

舌面的濕潤度一般均較乾燥，唾液黏稠而少；或舌面乾燥，津液全無，以手摸之，毫不沾指。多數病人在舌面可見各種形狀的裂紋，如縱裂、橫裂、井紋裂、爻紋裂及葉脈狀的裂紋。

臨床舌見紅絳而光亮、鮮明，一般反映營血有熱，但熱的性質有虛、實不同。實熱是陽有餘，乃由外感溫熱之邪，或由風寒傳裏化火而成；另一種是虛熱，虛熱是由陰

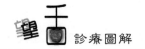

液不足，相對的反而呈陽熱有餘。紅絳舌基本上可以分為
以下兩種辨證類型：

1. 實熱型

大多起病不久，邪盛但正氣未衰。發熱較高，甚則有
昏迷譫語，舌質紅絳較鮮明，多有紅刺增生、增大突出，
舌面乾燥起裂，舌苔或為白乾，或為黃糙，或為焦黑，示
邪在氣營之間或已入營。

此時主要矛盾在於邪實，雖說有傷陰，但非病理焦點
所在，治宜清熱涼營。

2. 陰虛型

多見於慢性消耗性疾病或溫熱病的後期，正虛邪也不
盛。可有午後升火潮熱、面紅、五心煩熱等。舌質紅絳，
但色較晦暗，不鮮明，舌苔很少或無，舌面乾而少津，但
並不喜飲。也有僅見舌之邊尖紅赤者，也屬此型。此時主
要矛盾在於陰虛，應該壯水之主，以制陽光。若進一步胃
腎陰涸、陰液大傷，舌質紅絳不鮮、舌面光滑如鏡，乾癟
枯萎，治宜大劑養陰。

紅絳舌的形成原理，主要是因炎症感染高熱或其他消
耗性疾病使體內維生素等重要物質缺乏，引起舌的炎症充
血所致。此外，甲狀腺功能亢進、高血壓、糖尿病和一切
使基礎代謝升高的疾病，均可使舌質成紅舌。

紅絳舌的病理切片檢查中發現，固有層血管常增生擴
張，再加上舌表面黏膜萎縮變薄、舌乳頭萎縮，使舌上僅
有幾層上皮細胞覆蓋，而致舌色易於透露。

紅絳舌舌面乾燥的原理，是由於病人的交感神經功能
偏亢，副交感神經張力降低，使唾液的漿液性分泌減少，

代之以黏液分泌。

　　此外，在脫水而血黏度增高時，唾液水樣分泌也減少。正常人 5 分鐘唾液分泌量約 3～5 毫升，而光紅舌病人 5 分鐘唾液分泌量均小於 1 毫升，最少僅 0.1 毫升。可以認為，紅絳舌的形成原理是多方面因素組成的，如高熱傷陰、維生素缺乏、脫水、電解質紊亂（尤其在低鉀時）、外科手術等造成體內「陰」的不足為主要因素，再加上固有層的血管擴張充血，共同造成了紅絳舌質。

　　有人提出部分紅絳舌的形成與肝昏迷時出現蜘蛛痣、肝掌形成的原因有相同之處，即在肝硬變時，肝臟對雌激素的滅能作用減退導致血中雌激素的含量增加，引起周圍毛細血管擴張所致，但是這並不能解釋非肝硬化病人紅絳舌形成的機制。

第八節　青紫舌說明體內有淤積

　　青紫舌有全舌青紫、部分青紫和淤點、淤斑的區別。全舌青紫者，即全舌呈均勻的青色或紫色，或為紅絳之中泛青紫色（紫中帶青），或為淡紅之中混以青藍色（青多於紫），此雖有紅多青少、青多紅少的比例不同，但相混卻極為均勻，故稱之為全舌青紫（彩圖 93）。

　　部分青紫者，則或為舌的左側面，或為右側，或為兩側，介乎舌邊與舌中央之間，有一條或兩條縱行的青紫帶。有時亦可呈斑塊或斑點狀，有的僅在舌尖或舌邊的蕈狀乳頭中見到青紫色，呈點狀青紫，常稱為淤點（彩圖

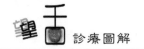

94）；有時淤點密集，甚至於聚成一片，在一片暗棕色的基礎上有不少紫暗或紫黑色的點狀淤點，可以稱之為淤斑（彩圖95）。

青紫舌上的舌苔，則可隨病種及寒熱虛實的不同而異。可有正常薄白舌苔，也可見到白膩、黃膩或剝苔等；苔質大多潤澤，但也可見到乾燥起裂者。

青紫舌的臨床意義：古代文獻一般認為紫舌在寒證、熱證中均可見到，在淤血及酒毒患者也為常見。

如《舌鑒辨證》：「紫見全舌，臟腑皆熱極也，見於舌之某經，即某經之鬱熱也。傷寒邪化火者，中時疫者，內熱薰蒸者，誤服溫補者，酒食濕滯者，皆有紫舌，有表裏實熱證，無虛寒證。」

《舌胎統志》：「紫舌乾裂紋者，熱極不治。……紫舌中央赤腫乾焦者，為溫熱病後餘邪未盡。」

《察舌辨證新法》：「質紫無苔，熱在陰分也。」

《舌鑒》：「紫色舌苔者，乃酒後傷寒也。或由大醉露臥當風取涼；或涼飲停積不散；或已病仍飲不節；或感冒不即解散，妄用薑、蔥發汗，汗雖出而酒熱留於心胞，伏於經絡，血氣不能上營於舌；或酒後雄飲冰水，致令酒之餘毒，沖行經絡，酒味入心，汗雖已出，心包絡內還有酒毒不盡，皆能令舌現紫色。」

以上多言紫舌之現於熱極及酒毒者，然紫舌也有主虛寒及淤血者，如《舌鑒辨證》：「淡紫青筋舌，此寒邪直中厥陰，真寒證也。外證必身涼，四肢厥冷，脈沉面青。」

葉天士：「熱傷營血，其人素有淤傷，宿血在胸膈

中，挾熱而搏，其舌色必紫而暗，捫之濕，當加入散血之品，如琥丹參、桃仁、丹皮等。」

張石頑曰：「若舌質青紫，按其心下或臍旁硬痛，此結痰與淤血相挾。」周澂之云：「青紫舌是淤血。」

此外，《通俗傷寒論》說：「舌色見紫，總屬肝臟絡淤。因熱而淤者，舌必深紫而赤，或乾或焦；因寒而淤者，舌多淡紫帶青，或暗或滑。」

《中醫舌診》：「暗紫舌，舌色絳紫，晦暗無光，似紫色中略帶灰色。它所以暗晦的原因，約有三端：一、熱邪深重，津枯血燥，血行壅滯已甚；二、素有淤血在胸膈之內，熱邪入營，血既熱而又不通暢；三、溫熱挾濕，或素喜飲酒，酒熱濕邪，深蘊血中，這都是使紫色暗晦的原因。這裏應該區別的是：若純是熱邪入血，舌當乾燥無津，病至此時，多難挽救；有淤血的，舌多潮濕不乾，挾濕的，舌上當兼有穢垢。」可謂是對紫舌觀察的經驗總結。

舌質發青，一般均言屬寒，主有瘀。如巢氏《病源》：「夫有淤血者……唇萎舌青。」《舌胎統志》：「青色舌……乃寒邪直中腎肝之候，竟無一舌屬熱之因。」《辨舌指南》：「舌苔青滑乃陰寒之象，急宜四逆、吳萸輩溫之。」「舌邊色青者，有淤血鬱阻也。舌青口燥，漱水不欲咽，唇萎胸滿，無寒熱，脈微大來遲，腹不滿，其人自言滿者，內有淤血也。」「孕婦面舌俱青者，母子俱死。」

《中醫舌診》：「青色舌，好像水牛之舌，或如外傷後體表所出現的青色，多為血淤或寒凝所致。屬於血淤

的，如淤在上焦，則病人自覺胸滿，外不見胸滿的形態，口欲漱水，不欲下咽；淤在下焦的，如子死腹中，則有腹痛、口臭等症狀。屬於寒凝的，必由陽衰之極，使氣血凝滯不行，雖有煩躁、口渴，卻不欲飲水，仍為真熱假寒。治法：活血行淤、溫經回陽。」

總結以上各家所述，紫色舌在臨床上所代表的意義，約有熱極、寒證、酒毒或淤血等不同的病理現象。青色舌在臨床上所代表的意義，約有寒邪直中及淤血內積兩種。根據我們臨床所見，由於酒毒所致的紫舌少見；熱極而見紫舌或寒極而見青舌者，也不多見。青紫舌色主要多見於淤血之症，且青紫舌色時常兼見，單純之青色舌古書形容如水牛之舌色，甚為少見。總結綜上各家所述，青紫舌約可分為以下幾種類型。

1. 熱毒內蘊型

舌質大多紫而帶絳，舌上黃苔乾燥、焦裂，或舌紫腫大而生大紅點，或焦紫起刺如草莓狀，均屬熱毒內蘊之症。此類舌像，多由紅舌轉變而來。

2. 寒邪直中型

全舌大多淡紫帶青，滑潤無苔，舌質瘦小，或舌淡紫而帶兩路青筋而潤，均為傷寒直中肝腎陰症。此種舌像，多由淡白舌轉變而來。

3. 淤血型

舌質青紫，色紫而暗，捫之潮濕不乾，或舌邊色青，或舌青口燥，漱水不欲咽，或舌體全藍，或舌之邊尖散見點狀或片狀的淤點、淤斑，均屬內有淤血。

為了研究青紫舌的發生機制，我們將同一病種的青紫

舌和非青紫舌病人的血液流變學的變化進行了對比性觀察，主要測定紅細胞壓積、全血黏度、血漿黏度、紅細胞電泳時間和纖維蛋白原五項指標。選擇的病種為三個：冠心病、惡性腫瘤和慢性肝病。

測定結果表明，在三類疾病中，青紫舌病人的血液流變學變化都很明顯，這種變化可能是青紫舌發生的病理基礎之一；但在不同疾病中，青紫舌病人的血液流變性變化的性質有所不同，具有各自的特點。冠心病青紫舌患者的血液呈濃、黏、聚狀態，惡性腫瘤呈高黏狀態，慢性肝病具有稀而黏的特性；但血漿和低切變速率時的全血黏度升高，則是三類疾病青紫舌患者所共有的特徵，這一特徵可能是青紫舌作為血淤證客觀指標的主要依據之一，是青紫舌形成的病理基礎。

我們對冠心病、慢性肝病、癌症三類疾病中青紫舌和非青紫舌患者的舌尖和手指的甲皺微循環進行了對比觀察。青紫舌患者的舌尖微循環障礙比較嚴重，在微血管叢構型、微血流障礙和微血管周圍改變三方面都有明顯變化。主要表現為異形微血管叢、淤血微血管叢、擴張血管叢增多，微血管內血細胞聚集，流速緩慢，血色暗紅，血管周圍滲出、出血明顯，舌微循環障礙的這些特徵形象地體現了青紫舌所代表的中醫「淤」證的實質（彩圖95）。

除舌尖微循環外，約有三分之一以上的青紫舌病例有明顯甲皺微循環異常，表現為異形微血管襻、淤血微血管襻增多，微血流流速減慢，流態不勻，毛細血管脆性增高。這些變化與舌微循環的變化相似，但舌微循環障礙的表現比甲皺更顯著。

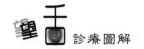

　　臨床觀察結果表明，在冠心病、慢性肝病、癌症三類疾病中，青紫舌患者的舌微循環變化可能是整體微循環淤滯的反映，也就是說，整體微循環的淤滯（或多個部位的微循環障礙）是青紫舌形成的病理基礎（圖96），這為青紫舌作為「淤」證的主要辨證指標提供了客觀依據。

　　小　知　識

　　地圖舌、銳面舌多是氣血兩虛或氣陰兩虛。

　　氣血兩虛病人症狀多為心慌乏力，面色萎黃等，可服用中成藥補中益氣丸。

　　氣陰兩虛病人症狀多為口乾咽燥、盜汗、便秘、便乾等，可服用中成藥生脈飲等。

第四章

望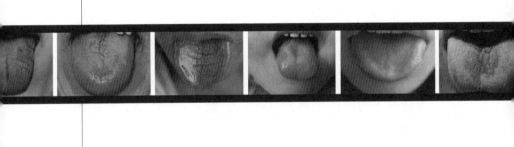診病

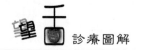

　　舌診是中醫臨床診斷學中望診的主要內容之一。實踐證明，舌診在臨床辨證，尤其是在熱性病的診斷方面，更具有重要意義。

　　望舌還可以幫助我們對自己體質類型進行判別，以利於在養生、保健、飲食選擇等方面提供指導。

第一節　望舌辨體質

　　每個人的身高、胖瘦、面貌、聲音各不相同，對於疾病的抵抗能力也各有高低，每一個人易得什麼病也不一樣，這都是因為個人體質不同而造成的。為了增強體質，除了加強體能鍛鍊以外，還可以用選擇不同食物的方式來改善和增強體質，提高生活質量。所以，認識自身的體質特點，對於預防和治療疾病都是一件十分重要的事。

　　那麼，體質是什麼呢？比較權威的說法是：「體質是人群及人群中的個體在遺傳的基礎上，在環境的影響下，在其生長、發育和衰老過程中形成的代謝、機能與結構上的相對穩定的特殊性。這種特殊性往往決定著他對某些致病因子的易感性及其所產生的病變類型的傾向性。」

　　對於體質類型的劃分有許多種方法，我們向大家推薦的是匡調元教授六個基本類型的分類方法：常體（正常質）、倦體（倦㿠質）、濕體（膩滯質）、寒體（遲冷質）、熱體（燥紅質）、淤體（晦澀質）。舌苔、舌質的變化特徵也是極為重要的一個方面。

　　為幫助讀者了解自身體質類型的特點，我們先對每一

種體質類型的基本特徵進行一些介紹，然後，讀者可以根據自己身體的具體情況進行對照和自測。

（一）常體（正常質）的特徵

1. 身強力壯，肥瘦適中。
2. 面色潤澤，神采奕奕。
3. 耐寒暑，經得起風雨，不容易感冒。
4. 適量喝水。每日上、下午各喝一杯水就基本上可以滿足生理上的需求了。
5. 胃口好，不貪食，也不厭食，食後無飽脹、噯氣等情況。
6. 二便通調。大便每日 1 次，即使隔日 1 次，也沒有腹脹、便乾等徵象。
7. 舌像正常。舌苔薄白，不膩不燥；舌質淡紅。舌體不胖、無齒印，無淤點、淤斑等。

（二）倦體（倦㿠質）的特徵

1. 面色㿠白。面部色淡且無光澤。
2. 氣短懶言。有氣無力，聲不遠揚，不願多講話，多講易疲勞，越講聲越低。
3. 動輒汗出。不動不出汗，稍一勞作即有汗出，但此時人卻不覺得熱。
4. 乏力眩暈。稍一勞作即感乏力，頭暈目眩，頭腦一片空白，但只是一晃而過。
5. 手腳易發麻。肢體稍一擱置即會發麻，這並不是受壓過久所致。

6. 心悸健忘。心悸，常有心律不整；記憶力下降，甚至轉身即忘。

7. 有脫肛或子宮下墜感。特別是明顯疲勞的時候，有內臟下沉的感覺。

8. 月經色淡量減，二三天即淨；或者相反，經色不淡，經量增多，八九天才淨。

9. 舌質色淡。

(三)濕體（膩滯質）的特徵

1. 形體大多呈現肥胖，當然也有不胖的，面色萎黃如薑。

2. 胸滿昏眩。胸滿、呼吸不暢，或有痰；頭昏目眩，偶有噁心、嘔吐。

3. 身重如裹。頭及身體似乎裹有一層緊身衣服，肌肉發脹、乏力，不想活動。

4. 口有甜膩的感覺。口中發黏，尤其是早上，甜味往往在飯後多現。

5. 口乾但不欲飲。即使喝了水，只有腹脹，但仍口乾。

6. 大便不實。大便不成形，每日幾次，有時有腹脹。尿常混濁，多泡沫。

7. 舌苔膩。舌苔可厚可薄；顏色可以是白色，也可能是灰、黃或黑色。

(四)寒體（遲冷質）的特徵

1. 形體或胖或瘦，胖者多呈現為一種虛胖的樣子。

2. 面色無華。面部少血色,常白中帶青,且無光澤。

3. 唇淡口和。口唇色淡,口不渴,不想喝水。

4. 喜熱飲。喝涼水或吃冷飲即會引起胃痛、腹痛或腹瀉,喝熱飲則全身舒坦。

5. 形寒肢冷。身體喜取蜷縮位,手足冰冷。夏天尚可,冬天難熬。

6. 肌冷自汗。容易出汗,出汗後皮膚多涼。

7. 夜尿清長。一夜小便三四次,尿量多而色清如水。

8. 大便溏薄。大便次數多,不成形,溏如鴨糞,尤其是清晨時便急,一瀉為快。

9. 耳鳴耳聾。耳鳴多年,耳聾多見於 60 歲以上老人。

10. 舌質色淡,舌邊常有齒印。

(五)熱體(燥紅質)的特徵

1. 形體大多消瘦,目光有神,動作較敏捷而性急。

2. 皮膚色深,面色也以深紅色為多。面色、口唇、牙齦、鼻子大多都紅,可有牙齦出血。

3. 口燥咽乾。口乾多飲水,飲不解渴;咽鼻乾癢,夜半咽乾尤甚。

4. 喜冷飲。愛喝涼水,不喜熱茶。

5. 少眠心煩。心急、心煩,多動多思,易失眠、易驚醒、易發怒,手足心熱。

6. 耳鳴耳聾。耳鳴時有時無,因人而異;耳聾見於 60 歲以上老年人。

7. 尿黃短少。尿色黃,尤其是早上第一次小便。

8. 內熱便秘。大便乾結,甚至成栗子狀,幾日一次,

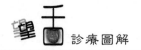

多伴有痔瘡。

9. 舌質紅、舌苔少。舌苔少或光，可以是全舌光剝，也可以是舌頭的部分地區，如舌中央或舌根部的舌苔局部剝脫。

（六）淤體（晦澀質）的特徵

1. 膚色晦暗。皮膚晦暗無光澤，尤以面色晦黯為著，如蒙塵埃。

2. 口唇暗或紫，尤其是唇緣最為明顯。

3. 眼周呈現黯黑或紫色。有的僅表現在下眼瞼，往往伴下眼瞼輕度浮腫；有的整個眼周圍呈現均勻性黯黑或紫色，顏色有深有淺。面部可能同時有黑色素斑點沉著，原來的雀斑色素也顯得更深。

4. 肌膚甲錯。皮膚粗糙、落屑、乾燥，甚至如魚鱗狀；手足指甲增厚、變硬，狀如石灰，刮之不去；輕者指甲面高低不平，有條狀或點狀白色花紋。

5. 絲縷斑痕。面頰上有擴張的血絲，手壓之即退，手一放開血絲重又出現，有時身上也有。中年婦女大腿內側可以見到的絲狀小靜脈是正常情況，不屬於此。

6. 胸腹痞悶作脹。胃脘部有飽脹，持續時間較長，小腹部時脹時消，按之略有不適。

7. 身有痛處。在頭、胸、雙脇、腹、背、腰或四肢部位有固定的疼痛，或如氣脹，或如針刺，時時發作。

8. 舌質青紫。舌質呈現為青紫色或舌質暗等不同的表現形式。

從以上的介紹可以看出，每一種基本類型的體質，其

自我感覺或體表特徵是多樣有變的，但舌苔、舌質的表現卻具有更鮮明的特點。尤其是正常質的薄白舌苔、淡紅舌質，可與其他類型顯著地區別開來。濕體的舌苔膩、熱體的舌質紅、淤體的舌質青紫或暗的特徵性改變對於體質類型的判別有極其重要的參考價值。

　　了解上述六種體質類型的主要特徵後，再來談談如何進行體質類型的自測。

　　首先，找出自己與常體（正常體質）或別人有哪些不同，特別是哪一些是最突出的。這可以從自身的體力、面色、舌苔舌質、怕冷怕熱、大小便情況等多方面去考慮。例如，有的人特別容易疲勞；有的人特別容易出汗；有的人特別怕冷，有的人手足心發燙，又經常便秘，有的人胃口一直不好、舌苔膩、有口臭等等。

　　針對這些不同特點，分別與五種病理體質（寒、熱、倦、濕、淤）的基本特徵去對照，找出最接近於自己的一個基本體質類型。

　　讀者可能很難確定自己究竟是六種中的哪一種，也可能會發現自己分別具備了其中兩種，甚至是幾種類型中的某些特點，這是怎麼一回事呢？

　　這裏尚需說明的就是：體質類型是複雜的。基本類型定的是六個，但具體分析起每一個人的體質時，我們就可以分出十幾種，甚至於幾十種不同的類型來。因為，具備非常典型的某一種基本類型的人是很少的，而不具備典型的人卻很多。每個人都可能有兩種或兩種以上基本類型中的某些特徵，只不過它們的輕重不同而已，互相交叉混雜在一起，也就是說，大多數人是屬於複合型的體質。

那麼，體質類型就沒有一個基本規律可循了嗎？經過認真分析，我們會發現：每個人的體質特徵當中，必定有一個體質類型是主要的，其他是次要的、夾雜的；也可能其中一個是先導的，另一個類型的特徵是繼之而來的。因此，我們必須首先確定自己主要所屬的是哪一個體質類型。例如，氣虛和血淤徵象同現，也就是倦體與淤體特徵共存於一體，臨床觀察發現：具有這種體質的人，大約要占到男性的四分之一以上，但是這些人又不完全相像，每人各自具備各自的特點。

有的兒科醫生告訴我們，在兒童中，除常體（正常質）以外，最常見的卻是以氣虛和痰濕兩種徵象同時存在，這也即是倦體與濕體特徵共存的體質。

在定出主要體質類型後，可再確定一下是否有兼夾類型的可能。有人說自己像支「熱水瓶」：裏面熱、外面冷，冬天特別怕冷，平時穿的衣服也比別人多，但是還兼有午後手足心發燙、大便秘結等內熱現象，這到底是屬於寒體，還是屬於熱體呢？

實際上，這是一種典型的寒熱夾雜的複合型體質，也可以稱之為「虛人體質」。

從中醫理論的角度來看，冬天特別怕冷，平時穿的衣服也比別人多，是屬於腎陽（虛）不足的表現；而午後手足心發燙、大便秘結等內熱現象，是腎陰（虛）虧損而虛火上炎的表現。所以，對於這類體質人群的飲食安排，既不宜多用溫熱性的食物，又不能常用寒涼性的食物，平時應以平性食物為主，多選用有補腎健脾的食品，但又不能過於滋膩以免影響胃腸道的消化吸收功能。

　　根據季節或身體的具體情況，某些時候也可以適當選用一些溫性或涼性的食物配合在其他食物之中進行烹調製作，應密切觀察食後身體情況的回饋結果，以此來決定今後是否能選用這些食品。

　　其次，我們還會發現自己的情況與體質類型中所列舉的各項特點在程度上有一定的差距，或者不一定能全部都具備這些特點，這又如何來分析和把握呢？

　　因為，各體質類型所舉出的特點都是比較典型的，不一定會與每個個體相符合，我們應該抓住其主要的、本質的部分。

　　例如，有位先生覺得自己最突出的特點是：乏力，容易疲勞，動輒汗出，舌質較暗並呈現青紫色，對照體質分類表的各項內容後，覺得有點像倦體這一類型，但與典型的表現相比，自身的程度都較輕，還有些現象（如面色㿠白、眩暈、心悸健忘、脫肛感等）自己卻沒有，是否能算倦體這一類型呢？

　　此外，自己的舌質暗，且呈現青紫色，又與淤體的舌質情況相似。自己到底是何種體質呢？

　　實際上，這位先生的自測基本上是正確的，他分別抓住了倦體與淤體的主要特點，他確實是屬於倦體與淤體的一種複合類型。從中醫理論來分析，乏力，容易疲勞，動輒汗出，是氣虛主要且又典型的臨床表現，由於氣虛程度很輕，所以，沒有脫肛感等現象；倦體的一些基本特點是由氣虛和血虛兩個方面來構成的，除氣虛外，還有一些表現是血虛的徵象，因為他無血虛，所以，就不會出現這些血虛的表現了；至於舌質較暗並呈現青紫色，這是血淤的

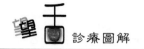

典型表現，所以，他也具有淤體的基本特點。

　　中醫認為，血淤與氣虛有密切的關係，正是由於氣虛的推動無力，才會造成血液的淤滯。因此，這位先生的體質類型是因氣虛為主，並和血淤共同存在而形成的倦體和淤體的複合型體質。

　　還要指出的一點就是：體質的類型是可以轉變的。病理體質可以轉為正常體質，正常體質也可以轉為其他類型的體質，不同類型的病理體質也是可以互相轉變的。

第二節　望舌識疾病

　　中醫由望舌可以辨識疾病的表裏、寒熱、虛實，對辨證作一個快速診斷。例如，陰虛舌、陽虛舌等，且正確性往往高於脈證，因此辨舌有助於八綱辨證。

　　凡病屬熱者，舌質多紅或絳色、舌苔乾澀深黃厚膩，甚或黑色起刺；病屬寒者，其舌質多淡白，舌苔多濕潤而光滑黏膩。

　　凡病屬實者，其舌堅斂而蒼老，苔多厚膩而有根；病屬虛者，其舌浮胖而嬌嫩，苔多光滑黏膩。

　　對於表裏的辨別，一般邪氣在表，苔多薄白而潤，逐漸傳裏，則苔漸由白而黃，由薄而厚，由潤而乾。

　　透過舌診，還可以間接了解疾病的病因，如舌苔淡白而薄，為外感風寒之邪；舌紅苔乾，乃燥熱為病；舌滑膩為內有濕邪，黏膩為淤濁凝聚，舌色紫黯少苔，舌質板滯而濕潤，為淤血停滯；舌質堅斂，舌中苔色黃而燥，為傷

食胃實。實火之舌，形堅色絳，舌尖常有芒刺；傷陰之舌，形萎色絳，甚則斂束如荔枝肉。凡此風、寒、熱、燥、淤、痰、食等各種病因，無論在舌苔、舌色、舌質的變化上，都明顯的有徵可驗。

此外，還可從舌苔的顏色、形態，間接推測病變的臟腑：如舌尖紅起刺，多屬心火有餘；舌邊紅赤，多為肝膽鬱熱；胃有熱，則舌中苔黃而厚。

至於在溫病診斷上，舌診更有其特殊的價值。對辨別溫病衛氣營血的發展過程，往往要依靠舌質的顏色變化，來作為重要的依據。

如葉天士《外感溫熱篇》：「其熱傳營，舌色必絳。絳，深紅色也。初傳絳色中兼黃白色，此氣分之邪未盡也。」「若煩渴煩熱，舌心乾，四邊色紅，中心或黃或白者，此非血分也，乃上焦氣熱爍津。」可見，溫病在辨別邪在衛、營、血有困難時，必須靠舌診來確診。一般苔白示邪在衛分；苔黃則轉入氣分；若邪入營分，則舌質紅絳；邪入血分，則舌質深絳或紫晦。

舌診在溫病診斷中的另一意義，為可以根據舌質的燥濕乾潤來推測津液的存亡。因為溫病熱象較重，最容易使人津傷液涸，從舌面的乾潤則可得到最靈敏的反映，從而可以決定治療方案。

近年來，國外對舌診協助臨床診斷也有一些文章報導。如德國有一學者根據多年觀察的結果，發現有一種「肝舌」，多見於不同程度的肝硬化患者，「肝舌」多為藍紅色，充血腫脹。

其他如血液病中惡性貧血，多見光滑萎縮舌；白血病

常可見到舌潰瘍。內分泌病如克汀病、甲狀腺功能減退、肢端肥大症（腦垂體前葉機能亢進），多見舌胖大；腎上腺皮質功能減退症，舌上常有色素沉著，呈淤斑狀；甲狀腺功能亢進病人，常見舌顫動。

其他如先天性心臟病及肺心、心力衰竭患者之舌，常呈紫紺色；嚴重阻塞性黃疸病人在舌邊，有時可見到黃色素沉著；尿毒症晚期病人，舌上有尿素結晶的白霜；維生素 B 群缺乏者（尤其是核黃素和煙酸），多見舌光紅糜爛；猩紅熱及高熱病人，多見草莓舌；過敏性體質的人，多見地圖舌；偏癱病人，多見舌歪斜等，凡此種種，雖非特異性體徵，但可協助臨床辨病，對診斷有一定的參考價值。

觀察舌苔、舌質的變化，對於疾病的臨床分析也有重要的參考意義。例如，燒傷病人在傷後數小時至 24 小時，舌質即可轉紅，甚至可見紫色淤斑，且燒傷面積越大、程度越重，舌質的變化越快而明顯。故從舌質的變化，可推知其傷勢的輕重。

此外，舌診對於燒傷後併發敗血症的診斷，也有一定的參考價值，當併發敗血症後，其舌質多轉紅絳乾枯。有人曾觀察燒傷敗血症組舌質紅絳起刺占 90%，舌苔腐狀、糜點、光剝無苔、焦黑、焦黃占 81.8%；非敗血症組舌質淡紅與紅舌占 71.7%，紅絳舌質僅占 28.3%，舌苔焦黃、焦黑僅占 10%，未見光剝無苔者。因此，可以認為觀察舌質、舌苔，對於燒傷後感染的病情判斷有一定的參考意義，可以提高對敗血症發生的警惕性。

我們對於急性心肌梗塞病例的舌像觀察發現，舌苔、

舌質的變化常可以作為中醫辨證分型、判別病情輕重、治療後恢復趨勢的重要參考。

心肌梗死急性起病時，舌質常是暗紅或紫紅，或伴有淤點、淤斑，提示了氣滯血淤的見症；舌體胖，伴有齒印者多為氣虛濕勝；舌質紅絳、舌尖有紅刺或碎裂為陰虛陽亢之症；舌苔在發病兩天內多為薄白苔，以後多由薄而變厚、變膩，苔色由白轉黃。

經分型治療後，如苔色由黃轉白、由厚轉薄、由膩轉淨等，均為順象；如苔色由白而灰、由灰而黑或呈黃膩苔、厚膩苔久久不退等，均為逆象。若舌苔驟然退去，呈光剝或花剝者，屬危象。如發病初期即見黃厚膩或膩垢苔，常提示病情複雜，多伴有心衰、心源性休克等。

（小）（知）（識）

中醫將舌體分為三部分，舌尖反映心、肺兩臟的變化，舌中與舌兩邊反映肝、脾兩臟的變化，舌根反映腎臟的變化。

如果舌尖紅、舌苔黃，同時出現口苦咽乾，說明心經有熱，可用些清瀉心火的藥，如蓮子心、竹葉、百合等。

如果舌邊紅，舌苔黃，眼睛紅赤腫痛，說明肝經有火，可用些清肝火的藥。

第五章

望舌調整飲食

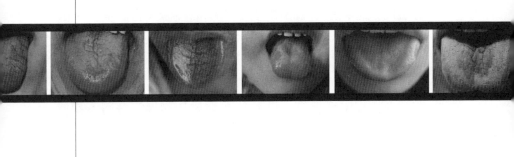

　　吃是人們生活中的一件要事、實事。對於人生來說，飲食不但能飽腹延命，還可讓人大快朵頤、享受美食文化的樂趣。

　　人們在吃的過程中逐漸發現：飲食調理得當，可以養人；貪食、過食、誤食就會害人。因此，吃必須科學、合理，必須有利於健康，有利於疾病的康復。為此，就有了「飲食宜忌」的講法。所謂「宜」，就是合適、相稱、匹配的意思，對健康、養生或疾病治療有利；相反，則謂之「忌」，即是不適合、有害而需要避開的意思，通俗稱之為「禁口」或「忌口」。

　　「我應該多吃些什麼，又有哪些東西不能吃？」這是病人經常向醫生提出的問題。他們知道有不少疾病是因為身體內缺乏某些營養素所引起；生活經驗又告訴他們：飲食不當會影響身體健康和疾病的康復，所以，很想了解自己飲食的「宜」和「忌」。

　　不僅是病人，健康人也會發現：在吃了某些東西後，有時會出現影響食慾、睡眠或改變排便習慣等身體不適情況；還有些人想經由飲食的調理來增強體質以提高對疾病的免疫能力，因此，他們希望能多掌握一些關於「飲食宜忌」的知識。

　　現代科學的發展，尤其是關於食物的營養學和醫學方面對於疾病發生、發展機制的研究，使我們對於飲食宜忌的科學原理有了更深入的了解。

　　在中西醫學理論的指導下，既可根據中醫理論以食物四氣五味來調整人體陰陽偏盛，也能按照食物營養成分及其對人體新陳代謝的影響等原理來選擇食品。在幾千年臨

床實踐經驗的基礎上，總結出更為科學的飲食宜忌指導意見，這對於促進健康、防病治病具有重要意義。

　　具體到每一個人，他（她）適宜吃什麼，忌諱吃什麼食物，應該根據不同體質類型或所患的疾病不同來決定。有時候患的雖是同一種疾病，但由於臨床表現不同（或者說是中醫辨證類型不同），他（她）們飲食的「宜」和「忌」也是不同的。

　　望舌可以幫助我們正確地判別體質類型和在疾病時中醫臨床的證型，所以，望舌對於我們正確掌握飲食的「宜」和「忌」是十分有幫助的。

第一節　不同體質類型的飲食宜忌

　　有一位著名的科普醫學家曾提出過「平衡飲食」的觀點，並以「一、二、三、四、五」，「紅、黃、綠、白、黑」兩句話，十個字來加以概括。

　　「一」是每天喝一杯牛奶；「二」是250～350克碳水化合物；「三」是每天三份高蛋白；「四」是四句話，即「有粗有細，不甜不鹹，三四五頓，七八分飽」；「五」是500克蔬菜和水果。

　　「紅」是一天1～2個番茄，還有就是說如果健康人喝點紅、白葡萄酒或米酒也可以；

　　「黃」是含維生素多的黃紅色蔬菜，如胡蘿蔔、西瓜、紅薯、老玉米、南瓜、紅辣椒；

　　「綠」是說飲料中茶最好，茶葉中綠茶最好，綠茶中

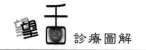

含有多種抗氧自由基的物質;

「白」是指燕麥粉、燕麥片,英國前首相柴契爾夫人每天早餐吃燕麥麵包,國民黨元老陳立夫 100 歲時,還每天早上吃燕麥粥;

「黑」是黑木耳,可以降低血黏度,一天 5～10 克。

作為科普宣傳,用一些簡單扼要、醒目的提法來加以概括,有時還是十分必要的,但是,健康而合理的飲食選擇,不是僅用這兩句話、十個字就能概括得了的。一年之中有春、夏、秋、冬四季的不同,地域有天南地北的差異,不論男女老少,簡單劃一地都這樣吃,能合理嗎?何況,同樣是綠色蔬菜,芹菜食性寒涼,韭菜性熱;同樣為白色,大蒜頭性熱,百合食性微寒,如果大家就按這兩句話、十個字照搬硬套,不吃出問題才怪了。

每個人的身高、胖瘦、面貌、聲音各不相同,對於疾病的抵抗能力也不一樣。每一個人容易得什麼病應該多吃什麼,避開哪些食物來增強體質更是不一樣的,那得由各人的體質來決定。因此,我們認為:科學而合理的飲食,應以每個人的體質為本。

我們在第四章第一節已經介紹過望舌來幫助判別體質類型的方法。以下將詳細介紹不同體質類型飲食的「宜」和「忌」。

一、常體（正常質）的飲食宜忌

常體舌苔薄白、舌質淡紅（彩圖 30）,一般無飲食品種的宜忌規定,但為健康之計,也不宜暴飲偏食,菜餚以

清淡為主，應力求五味調和、溫涼適中，採用陰陽平補之法，選擇營養素合理配置的食物，以保證身體正常代謝的生理需求。

在平時交往中，偶遇美味佳餚，稍微多食些，也在情理之中，對身體也不致構成傷害。關鍵在於掌握一個「度」字，以不影響高品位的生活質量為限，應該了解「滴水能穿石」的道理，長期多食、偏食終將對身體造成損害。

二、倦體（倦眺質）的飲食宜忌

倦體舌質色淡(彩圖97)，最常見為精神疲乏、面色無華、氣短懶言、食慾不振，還可見到心悸怔忡、目眩耳鳴、手腳易麻、易出虛汗、動輒汗出、大便溏稀、舌質淡而脈細弱。造成倦體的主要原因在於氣血兩虛，而致氣血兩虛的因素可以有很多（有生血不足、失血過多、勞倦耗氣、脾虛胃弱等）。倦體飲食調養的原則是：益氣養血、健脾益腎，飲食宜忌的原則是：宜進溫、平性的飲食，忌用寒涼食性的食物。

倦體之人氣血兩虛、脾虛胃弱，所選穀物還是以性平的粳米為宜，其最適合於虛體調養，其他平性穀物豆薯類中的黑大豆、玉米、燕麥、黃豆及溫性穀物中的糯米、小麥、高粱、秈米也可適量選用。

蔬菜類中，宜選擇平性的花菜、捲心菜、青菜、馬鈴薯、芋艿、胡蘿蔔、西蘭花、番薯及溫性的南瓜、刀豆、平菇、金瓜。

盡量少用寒涼食性的薺菜、蘆筍、番茄、茭白、草

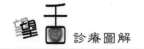

菇、萵苣筍、苦瓜、菜瓜、大白菜、竹筍、荸薺、芹菜、菠菜、油菜、莧菜、馬蘭頭、絲瓜、黃瓜、茄子、百合、枸杞頭（枸杞的嫩苗）、茼蒿菜、甜菜、生菜等。

　　果品類中，宜選擇性溫的棗子、葡萄、龍眼、椰子、橄欖、海松子、南瓜子、核桃仁及平性的榛子、蘋果、無花果、梅子、鳳梨、菠蘿蜜、甘蔗、桑葚、花生、蓮子、葵花子、枸杞子、白果。

　　盡量忌食寒涼食性的柑、柿、香蕉、西瓜、甜瓜、柚、梨、奇異果、楊桃、羅漢果、芒果等。

　　畜禽海鮮類中，以平性、溫性為首選，豬肉營養豐富、滋陰補腎功能齊全，豬肝、豬腦、豬骨、豬皮、豬蹄等均可作為佳餚之材，但要燒爛煮透，以利消化吸收。其他平性的鵝肉、鵪鶉、鴿肉也可選用；溫性的烏賊魚、黑魚及平性的銀魚、蚶、黃魚、鰻鱺、鱸魚等也可選用。

　　盡量不用寒性的兔肉、鴨肉、驢肉、蛤蜊、螺螄、河蚌、海蜇、蟶、蟹、田螺、紫菜、海帶。

　　蛋、乳、糖、油脂類食品方面，蛋類中，除鴨蛋盡量少用外，其餘都可選用。乳品中，馬、驢乳性偏涼，不宜飲用；羊乳偏溫，牛乳性平，均可選用。松花粉性溫，蜂蜜、蜂王漿性平，均可食用。糖類中，宜選紅糖、飴糖，白砂糖也可用。油脂類中，可選溫性的豆油、菜子油、牛油及平性的花生油、葵花子油、麥胚油；性涼的芝麻油、豬油不宜多用。

　　調味料類中，桂花、桂皮、花椒、胡椒、芥末、茴香、丁香可適量選用；酒釀、米酒性溫，也可選食。

　　飲料類中，性溫的茉莉花、玫瑰花、玉蘭花茶可適量

飲用；決明子茶、綠茶、菊花茶、紅茶不宜多飲。

倦 體 適 用 食 譜 舉 例

1. 桂圓八寶粥：

粳米100克淘淨，與桂圓、花生、大棗、薏苡仁、山藥、胡桃各10克一起加水煮粥，待熟時加入適量紅糖服食。

2. 百寶飯：

先把蓮子、薏苡仁煮熟備用，紅豆、大棗分別做成豆沙泥、棗泥備用，再將糯米蒸熟，另外在小碗內塗上一層豬油，然後再鋪上一層糯米，在碗心內放上豆沙泥、蓮子、薏苡仁、核桃仁、龍眼肉、陳皮、黑芝麻、枸杞子、百合、小塊山藥、冬瓜仁、大棗泥等，表面再覆蓋一層糯米飯，上蒸籠蒸熟後，取出稍放冷，將碗內糯米飯整體倒出即成。

3. 龍眼棗泥粥：

用龍眼肉50克，大棗100克，與糯米100克一起加水煮粥，熟後加蜂蜜、紅糖適量服食。

4. 山藥湯圓：

用山藥、蓮子（去心）以4：1的比例配合，加上紅糖、桂花做成餡，包成湯圓服食。

5. 人參銀耳羹：

用水發銀耳50克，人參10克，加紅糖適量用文火燉爲濃液服食。

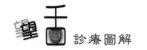
三、濕體（膩滯質）的飲食宜忌

濕體的人舌苔多滑膩（彩圖 98），多見形體虛胖，略見浮腫、口乾而不思飲，還可能有胸脘痞滿、身重如裹、大便不實、尿濁黏滑、帶下綿綿，脈濡滑。造成濕體的主要原因是臟腑功能失調，尤其是肺、脾、腎三臟，使體內水液代謝發生障礙，形成的痰濕滯留在體內所致。

飲食調養的原則是：振奮肺、脾、腎三臟的功能，或利，或化，或燥，以期消除體內多餘的痰濕的積滯。

飲食宜忌的原則是：宜食溫平之物，忌用寒涼之品。

濕體的人可以多食鍋巴，用水泡煮成鍋巴泡飯，或加適量肉菜調味品烹調成花式飯菜，以利於消化和增進營養。穀物豆薯類中，還可以多選用薏苡仁、紅豆、大豆黃卷（黑大豆的嫩芽）、白扁豆、黃豆芽、綠豆芽等，它們分別具有健脾、利濕等功效。

蔬菜類中，宜多選白蘿蔔、青蘿蔔、冬瓜、四季豆、豇豆、豌豆、扁豆、荷蘭豆等。忌用大蒜、蔥、圓蔥、韭菜、芥菜、香菜、香椿頭、大頭菜、辣椒等溫熱品種。

也要盡量少吃食性偏涼的芹菜、菠菜、油菜、莧菜、馬蘭頭、絲瓜、黃瓜、茄子、百合、枸杞頭（枸杞的嫩苗）、茼蒿菜、甜菜、生菜等蔬菜。

果品類中，宜選擇性溫的大棗、葡萄、龍眼、椰子、橄欖、海松子、南瓜子、核桃仁及平性的榛子、蘋果、無花果、梅子、鳳梨、菠蘿蜜、甘蔗、桑葚、花生、蓮子、葵花子、枸杞子、白果。

　　盡量忌食寒涼食性的柑、柿、香蕉、西瓜、甜瓜、柚、梨、奇異果、楊桃、羅漢果、芒果等。

　　畜禽海鮮類中，以平性、溫性為首選，豬肉、鵝肉、鵪鶉、鴿肉等均可選用；溫性的草魚、鱅魚，寒性的黑魚及平性的鯉魚、青魚、鯽魚、白魚、銀魚、海蜇、烏梢蛇等也可選用。

　　盡量不用寒涼食性的兔肉、驢肉、蛤蜊、螺螄、河蚌、鴨肉、海蜇、蟶、蟹、田螺、紫菜、海帶。

　　蛋、乳、糖、油脂類食品方面，蛋類中，除鴨蛋盡量少用外，其餘都可選用。乳品中，馬、驢乳性偏涼，不宜飲用；羊乳偏溫，牛乳性平，均可選用。松花粉性溫，蜂蜜、蜂王漿性平，均可食用。糖類中，宜選紅糖、飴糖，白砂糖也可用。油脂類中，可選溫性的豆油、菜子油、牛油及平性的花生油、葵花子油、麥胚油；性涼的芝麻油、豬油不宜多用。

　　調味料類中，桂花、桂皮、花椒、胡椒、芥末、茴香、丁香可適量選用；酒釀、米酒性溫，也可選食。

　　飲料類中，性平的玳玳花，性溫的茉莉花、玫瑰花、玉蘭花茶可適量飲用；決明子茶、綠茶、菊花茶、紅茶不宜多飲。

⬡濕⬡體⬡適⬡用⬡食⬡譜⬡舉⬡例

1.四仁二豆粥：

薏苡仁 20 克，冬瓜仁 15 克，苦杏仁 5 克，白豆蔻 1 克，紅豆 20 克，白扁豆 15 克，與粳米 150 克一起加水煮

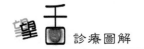
粥，待熟後加適量紅糖服食。

2. 鯉魚湯：

鯉魚一條洗淨後，將赤小豆50克，陳皮6克，紅椒、草果各6克納入魚肚內，加少量水煮熟，可加蔥、薑、胡椒等少量調味品，盛入碗內後再加食鹽少許。

3. 鯽魚湯：

鯽魚一條，洗淨濾乾後入油鍋小火焗煎，再加少量水煮熟，用蔥、薑、胡椒、食鹽等少許調味品。

4. 冬瓜皮仁湯：

連皮冬瓜500克切片、冬瓜子（去殼）10克，加水煮湯，加少許食鹽，喝湯吃冬瓜肉。

5. 蘿蔔絲餅：

白蘿蔔切絲，與陳皮絲、生薑絲、蔥花等拌和備作餡用，用麵粉加油酥和水做成餅皮，進烤箱烘焙或入油鍋烙熟均可。

四、寒體（遲冷質）的飲食宜忌

寒體舌質胖而伴有齒印（彩圖99），其主要徵象是畏寒怕冷、四肢不溫，其他還有腰酸肢軟、性慾減退甚或陽痿、夜尿頻而清長，也可能有耳鳴耳聾、齒搖髮脫，時有大便溏薄或有胃納不佳、行動遲緩、心動過速、氣喘乏力、脈沉細無力。

寒體形成的主要原因是腎陽不足而導致陽氣不足、寒氣叢生。寒體飲食調養的原則是：壯陽祛寒，應以溫補腎陽為主要目標；飲食宜忌的原則應該是：宜進溫熱、平性

的飲食，忌吃寒涼性的食物。

　　寒體之人的脾胃大多以虛寒為多，因此，選用穀物也以平性的粳米為宜；溫性的秈米脹性大，不易消化，糯米黏膩難以消化，雖然食性相宜，但也不宜多食。綠豆性涼，其他豆薯類食品易脹氣，有礙消化，故不宜選用。

　　蔬菜類中，盡量忌食寒性的蕹菜、蘆筍、番茄、茭白、草菇、萵苣筍、苦瓜、菜瓜、大白菜、竹筍、荸薺；也盡量少吃芹菜、菠菜、油菜、莧菜、馬蘭頭、絲瓜、黃瓜、茄子、百合、枸杞頭、茼蒿菜、甜菜、生菜等涼性蔬菜。

　　宜選平性的芡實、蠶豆或溫熱食性的大蒜、圓蔥、韭菜、芥菜、香菜、香椿頭、大頭菜、辣椒等。

　　果品類中，宜選用溫熱食性的龍眼、荔枝、金橘、橘子、檳榔、香櫞、杏子、櫻桃、核桃仁、檸檬、佛手、楊梅、銀杏、石榴、栗子、木瓜、桃子、李子。

　　寒涼食性的柑、柿、香蕉、西瓜、甜瓜、柚、梨、奇異果、楊桃、羅漢果、芒果要少用或忌用。

　　畜禽海鮮類中，以平性、溫熱食性為首選，牛肉、牛骨髓、羊肉、羊肚、羊腦、狗肉、麻雀肉、雞肉、野雞肉、黃鱔、蚶、豬肚、草魚、鰱魚、鱅魚、鯿魚、帶魚、河蝦、海參、鮑魚、淡菜宜食用；平性的泥鰍也宜選用。

　　寒性的兔肉、鴨肉、驢肉、蛤蜊、螺螄、河蚌、海蜇、蟶、蟹、田螺、紫菜、海帶應忌用。

　　蛋、乳、糖、油脂類食品方面，蛋類中，除鴨蛋盡量少用外，其餘都可選用，乳品中，馬、驢乳性偏涼，不宜飲用；羊乳偏溫，牛乳性平，均可選用。松花粉性溫，蜂蜜、蜂王漿性平，均可食用。糖類中，宜選性溫的紅糖、

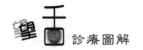

飴糖。油脂類中宜多選性溫的豆油、菜子油、牛油；平性的花生油、葵花子油、麥胚油也可選用；性涼的芝麻油、豬油不宜多用。

調味料類中，桂皮、花椒、胡椒、芥末、茴香、丁香可適量選用；酒釀、米酒性溫，也可選食。

飲料類中，性溫的茉莉花、玫瑰花、玉蘭花茶可趁熱飲用；決明子茶、綠茶、菊花茶、紅茶不宜多飲。

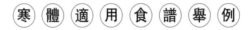 寒體適用食譜舉例

1. 五香羊肉：

肥羊肉 1000 克加水煮沸後洗去浮沫，再加水煮爛後，加五香粉 10 克，鹽、生薑、大蒜、黃酒適量，切片後食用。

2. 五香狗肉：

狗肉 1000 克切塊，加水煮熟後加黃酒、醬油、五香粉。

3. 韭菜炒蝦仁：

韭菜 250 克、鮮蝦仁 100 克，按常規烹調法下油鍋炒熟後，撒拌少量胡椒粉後進食。

4. 蝦馬童子雞：

將蝦仁 20 克、海馬 10 克洗淨，並用水泡 10 分鐘後，放在一隻已經洗淨的子公雞上，加蔥、薑少許，蒸熟至爛，喝湯吃蝦仁肉、海馬和雞肉。

5. 蓯蓉羊肉湯：

羊肉 250 克切塊、羊腎兩對（去筋膜、切塊）加水煮沸

後去浮沫，再加肉蓯蓉 30 克、枸杞子 15 克及少量蔥、薑、辣椒、木香、陳皮、草果同煮，用文火炖至肉爛後，吃羊肉喝湯。

五、熱體（燥紅質）的飲食宜忌

熱體的人舌質偏紅，舌苔少或光剝（彩圖 100），常見形體瘦削、顴紅唇赤（或略暗）、口乾咽燥、大便乾結、尿色偏深、多夢遺精、耳鳴目眩、牙齒鬆動，脈搏細數或弦，時有咳嗽少痰、心悸怔忡等。

當然，熱體的人不一定具備以上的所有特徵，同一種徵象在各個人表現程度也可能不一樣，但是，我們應該抓住熱體的主要特徵，那就是體質虛弱和內熱。由於精、津、液虧損而導致的口乾和大便乾結是最常見的徵象。

造成熱體的主要機制是陰液虧虛致內熱而燥生。因此，熱體的飲食調養原則是：滋陰清熱，應增其津液而清其內熱；飲食宜忌的原則應該是：宜進寒涼、平性之食，忌溫熱食性的飲食。

穀物類中，秈米、糯米、高粱、燕麥性溫，不宜多食。粳米性平；粟米、大麥、薏苡仁、蕎麥性涼，小麥性微寒，都可以選食。

但有一點要注意：經我們觀察，在熱體人群中，不少人有脾胃虛寒的表現，而穀物大多入脾、胃經，因此，熱體選擇穀物，也不宜太多地偏向於食性寒涼的品種，尤其是蕎麥，它雖然食性屬涼，但易引動寒氣、觸發痼疾，導致過敏，所以，脾胃虛寒的熱體也應少用蕎麥。熱體選穀

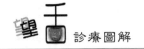

物，平性的粳米還是主選對象。

豆薯類食物中，刀豆、魔芋性溫，不宜多吃。綠豆性寒，糖尿病屬燥紅體質者，可取綠豆 250 克，加水 500 毫升，一沸即止，取上清液代茶飲用，連用一週，可止煩渴。其餘品種的豆薯類食品也都可以選用，但不宜多食，以免損傷脾胃。

蔬菜類中，忌用溫熱食性的韭菜、辣椒、香菜、大蒜、圓蔥、芥菜；少用南瓜、捲心菜、蔥、生薑、平菇、金瓜、木瓜。

宜選平性、涼及偏寒性的品種，平性蔬菜中，宜選青菜、薺菜、塌棵菜、銀耳、北瓜、山藥；涼性蔬菜中，宜選芹菜、菠菜、油菜、莧菜、馬蘭頭、絲瓜、黃瓜、茄子、百合、枸杞頭、茼蒿菜、甜菜、生菜；偏寒性的蔬菜宜選蕹菜、蘆筍、番茄、茭白、草菇、萵苣筍、苦瓜、菜瓜、大白菜、竹筍、荸薺。

果品類中，多食易傷脾胃，熱體人群中脾胃虛弱又占多數，因此，果品不宜進食過多。從食性來看，也是以平性、寒涼性為主，少數微溫性的種類也可選用。

平性的有：枇杷、桑葚；寒涼性的有：柑、柿、香蕉、西瓜、甜瓜、柚、梨、奇異果、楊桃、羅漢果、芒果；微溫性的有：桃、李，因它們都有生津、潤腸、止渴作用，所以也適宜選用，但在使有數天後效果欠佳時，應及時停用。溫熱食性的水果，如龍眼、荔枝、金橘、橘子、檳榔、香櫞、杏子、櫻桃等應該忌食。

畜禽海鮮類中，以平性及寒涼食性為首選，平性中以牡蠣、鱉為宜；寒涼食性品種有：兔肉、鴨肉、驢肉、蛤

蜊、螺螄、河蚌、海蜇、蟶、蟹、田螺、紫菜、海帶。

　　溫熱食性的牛肉、牛骨髓、羊肉、羊肚、羊腦、狗肉、野雞肉、黃鱔、蚶應忌食；豬肚、草魚、鰱魚、鯫魚、鱸魚、帶魚、河蝦、海參、鮑魚宜少食。

　　蛋、乳、糖、油脂類食品中，蛋類中鴨蛋宜首選，鵪鶉蛋、雞蛋性平，也有滋陰潤燥作用，營養豐富，故也可食用。乳品中，牛乳性平，馬、驢乳性偏涼，適宜飲用；羊乳雖然食性偏溫，但也有潤肺、通便作用，有時也可適量試飲。蜂蜜、蜂王漿均可食用，松花粉性溫，雖可潤腸通便，但不宜多用。糖類中宜選白砂糖，紅糖、飴糖性溫，不宜選用。油脂類中，宜多選芝麻油、花生油、葵花子油、麥胚油；豆油、菜子油、牛油性溫，不宜多用。

　　熱體口乾明顯，會經常選擇飲料，在飲料中應忌酒、咖啡，少用茉莉花、玫瑰花茶；宜少量飲用決明子茶、綠茶、菊花茶、紅茶，但也不宜多量飲用，喝茶不能太濃，否則會損傷脾胃。

　　調味料類中，忌用花椒、胡椒、芥末、茴香。

熱 體 適 用 食 譜 舉 例

1. 鴨汁百合粥：

　　白鴨一隻洗淨切塊，加水煮湯至肉爛，去渣取汁後加入粳米 50 克、百合 30 克煮粥，加調料後服食，鴨肉用作佐餐用。

2. 桑葚粥：

　　用鮮桑葚 1000 克洗淨後搗爛取汁，加入粳米 80 克和適

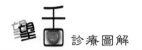
量水煮粥，加入少量白糖後服食。

3. 百合胡桃花生粥：

先用胡桃 15 克、花生仁 30 克炒黃備用，再用 100 克粳米煮粥，待米開花後加入百合 15 克及備用的胡桃和花生，粥熟後加白糖調服。

4. 兔肝菠菜湯：

兔肝一付洗淨後煮湯，沸後加黃酒少許再用小火煮熟，加菠菜略煮加調料後即成。

5. 鮮藕汁飲：

鮮藕 1000 克洗淨後榨汁，加少許白糖調服。

6. 鴿蛋百合銀耳湯：

用已經發好的銀耳 30 克，將 10 枚鴿蛋煮熟後去殼，再與百合 30 克、蓮子 20 克、少量冰糖加水同炖至果爛湯濃後服食。

六、淤體（晦澀質）的飲食宜忌

淤體的人舌質青紫或有青紫色的淤點、淤斑（彩圖101），面色晦暗無華、口唇色暗、眼周暗黑（有的僅是下眼瞼呈紫暗色），有的還有皮膚粗糙脫屑、毛細血管擴張、胸脇作痛、婦性痛經、脈沉澀不暢。氣血淤滯是淤體形成的主要機理，它可由氣虛所致，也可由氣滯、寒凝或情志鬱悶造成，氣血一旦淤滯，既可能化寒，也可化熱，有時還有痰濕夾雜的體質存在。

淤體飲食調養的總原則是：活血化淤。飲食宜忌的原則是：宜進溫、平性類食物，忌寒性之物，如有淤滯化熱

徵象，應以平性食物為宜，如有痰濕夾雜，應參照濕體的飲食宜忌的內容。

　　穀物類中，宜選用平性的粳米、玉米及溫性的秈米、糯米、高粱。豆薯類宜多選用魔芋，除少用綠豆、淡豆豉外，其他均可適當選用。

　　蔬菜類中，宜多選用平性的黑木耳、香菇、猴頭菇、金針菇及溫性的油菜、圓蔥，溫平性蔬菜都可適量食用，寒涼食性蔬菜中，除蘑菇以外，其他品種都盡量少用。

　　果品類中，宜多用核桃仁、鳳梨、香櫞子、山楂、菱角、鮮藕和刺梨，其他品種也可以適量食用。

　　畜禽海鮮類中，以平性及溫熱食性為首選，除豬心、海帶、鯊魚宜多選外，其餘品種也可選擇，沒有什麼特別的忌諱，可以適量進食。

　　蛋、乳、糖、油脂類食品類中，也沒有特別的宜忌選擇，可以適量選用。

　　飲料類中，適量的飲酒可有利於活血，但也不宜大量飲用高濃度的烈性酒；寒涼性的決明子茶、綠茶、菊花茶、紅茶等不宜多飲。

　　調味料類中，醋宜多用，其餘品種也可適量選用。

淤 體 適 用 食 譜 舉 例

1.山楂紅糖包子：
用山楂與紅糖做成包子的餡，做成包子蒸熟後常吃。

2.山楂雞內金粥：
用 15 克山楂切片後炒黃，與 50 克粳米一起加水煮粥，

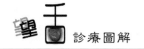

用雞內金一只洗淨後烘乾，研成末，在粥煮熟後加入拌和同煮片刻，熄火蓋住蓋子燜 10 分鐘左右即可食用。

3. 鮮藕炒黑木耳：

10 克黑木耳水發後，與切成片的鮮藕同入油鍋略炒即成。

4. 桃仁酒：

將 80 克桃仁去皮尖，微炒後趁熱搗爛如泥狀，與 10 克白砂糖一起納入 30 度左右的白酒之中，收瓶備用，每日在空腹和臨睡前各服一小杯。

第二節　不同病症的飲食宜忌

臨床各種病症由於所患的疾病種類不同或者是因患者體質類型差異，使其臨床表現常不一樣，所呈現的中醫證型可能不同。

望舌可以幫助我們對同一病症不同臨床特徵患者的飲食「宜」、「忌」作出選擇。

一、發　熱

發熱包括體溫升高及體溫仍在正常範圍，分為自覺發熱或他人觸摸肌膚有灼熱感等不同情況。發熱有虛熱、實熱之分，虛熱大多體溫仍在正常範圍或者僅有低熱。實熱可由多種疾病引起。這裏僅介紹一般的飲食原則。

【飲食原則】

1. 發熱大多屬熱證，所以，食品應選擇屬於平性或偏於寒涼食性的食物。

2. 飲食宜加熱到溫熱程度進服，特別是外感發熱病人，熱飲可助發汗以解表散熱袪邪。

3. 飲食宜清淡、忌油膩，量要適中，尤其不能多食而增加消化系統負擔。因為發熱時，各種消化酶的分泌減少，消化功能受到影響。食物的烹調可以多用湯、粥、軟食等細軟可口，容易消化的形式。

4. 保持大小便的通暢，這有利於熱的消退。

5. 發熱病人可以適量地多飲些白開水、茶水或菜湯。發熱日久可進食一些養陰生津的藥膳。

【膳食宜忌】

1. 穀物、豆薯類中，一般均可食用，其中小米、小麥、薏苡仁、綠豆、大紅豆等食性偏寒涼，用以煮粥食用最為相宜。進食豆漿或用豆腐製作菜餚也很適合。

2. 蔬菜類中，除韭菜、辣椒、生薑、蔥等幾種食性屬溫性的品種外，都可以選用。即使是蔥、薑，如在烹調時取少量用於解腥，不屬禁忌；還有在外感熱病表證未解時，在菜餚中加些蔥、薑可有助於發汗退熱，也可考慮選用。發熱不退（舌質偏紅、口乾）時，用黃瓜、絲瓜、番茄、鮮藕、荸薺等做湯、榨汁或生食均可，既能清熱解毒，又可利濕生津，非常適宜。

蘆根對於發熱病人，尤其是發熱、心煩等症狀明顯時

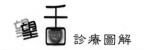

較合適，可用鮮蘆根 200 克煎湯代茶飲用。

3. 水果類中，一般都能起到疏利泄熱、生津解毒作用。西瓜、梨、杏、李、柑橘、鳳梨、檸檬、奇異果等生食及榨汁均宜，如果汁甜度太大時，可以適當稀釋後服用。

4. 畜禽魚肉類食品中，一般應忌食牛、羊、狗等溫性肥膩肉類及雞肉，即使是長期低熱、慢性消耗性疾病的病人，需要增加蛋白質等營養補充時，也應該盡量少用牛、羊、狗肉，並應將其中肥膩部分去除後再加工，將肉切碎剁爛後烹調以利於消化吸收。

5. 蛋、乳類食品中，內含豐富蛋白質成分，有補益作用，也不傷脾胃，只要用量適當，可以選用，尤其是虛熱（舌質紅或紅絳，舌苔少或光剝）慢性病患者更要注意這方面食品的補充。但在急性高熱期間，由於消化功能受限，不宜大量食用。

6. 煙酒類中，要盡量暫停，尤其是酒性助熱，一定不能再貪杯。茶有泄熱利尿作用，可盡量多飲，但濃茶不宜。

二、感 冒

中醫認為感冒是風邪侵犯肺衛而致，是屬於表證（指外感風寒侵襲體表出現的病症）。臨床上根據症狀特點的不同，大致上可以分為風熱（彩圖 102，舌苔薄黃、舌邊尖紅、身熱較著、微惡風、汗泄不暢、頭暈脹痛、咳嗽、痰黃稠、咽喉紅腫疼痛、鼻塞、流黃濁涕、口渴欲飲、脈浮數）感冒和風寒（彩圖 103，舌苔薄白、舌質偏淡或淡紅色、發熱輕或無發熱、惡寒重、無汗、鼻塞聲重、噴

嚏、流清涕、喉癢咳嗽、咳痰稀薄色白、頭痛、肢節酸
痛、口不渴或喜熱飲，脈浮或緊）感冒兩個類型。

【飲食原則】

1. 因是表證，所以飲食宜清淡，忌油膩難消化之物，
避免外邪的滯留。即使是虛人（平素一直體虛，包括氣
虛、陽虛、陰虛等）感冒，此時也不宜用滋補食品或補益
劑中藥，待表證解除後再補也不遲。

2. 因為發熱，除了要多飲水（水也是以溫熱為宜，不
主張喝冷飲）之外，食物也以稀粥、麵湯等半流質形式為
宜，這可以減輕胃腸道的負擔而有利於消化吸收。

3. 因有不同臨床類型，食物的食性選擇，應該有所區
別：風熱感冒宜選用清淡涼潤的食品；風寒感冒應選用溫
熱而避免寒涼屬性的食品。

4. 因是表證宜發散，辛味食品性溫可助驅邪外出，故
在風寒型感冒時可以適時選用，以助發散風寒、驅邪外
出。但酸味食品主收斂，對於發散袪邪不利，故應忌用。

【膳食宜忌】

1. 穀物、豆類食品中，一般都可選用，只是糯米膩滯
黏滑不易消化，故不宜食用。綠豆、大紅豆性偏寒涼，有
清熱解毒作用，對於熱盛不退者可以煮湯飲服，綠豆芽也
適合做菜食用。

黑豆芽性寒，可解表清熱，用於風熱型感冒；豆豉性
溫，可以發表散寒，用於風寒型感冒。

2. 蔬菜類中，一般都可酌情選用，如按感冒類型來

分，生薑、蔥白、香菜等性溫，有發散風寒的作用，常用於風寒型感冒；油菜、莧菜、蘿菜食性偏寒涼，宜用於風熱型感冒患者。

風寒型感冒常用：

①生薑紅糖茶（生薑9克、紅糖50克，先將生薑搗爛，再加紅糖，用開水沖泡，調勻後溫服，服後蓋被取汗）；

②香菜和蔥白各15克，用水煎服，每日1次，連用2～3日；

③大棗5枚、生薑6克、蔥白2根，用水煎後趁熱頓服，尤其適用於受風寒或遭雨淋後。

風熱型感冒常用：

①桑菊薄荷茶（桑葉5克、菊花10克、薄荷葉10克，用開水浸泡10分鐘後即可飲用，可再頻頻加水繼續飲用至味淡為止）；

②銀花30克、菊花10克，加水煮沸3分鐘後去渣取汁，再調入適量蜂蜜喝下，可連用幾日；

③大白菜根3個、大蔥根7個、蘆根15克，加水煎服，每日分幾次服，連用2或3日。

3. 水果類中，一般均可適量選用，風熱感冒可多選用如西瓜、甘蔗、荸薺、梨、檸檬、蘋果、橘、柑、山楂、桃、香蕉、鳳梨等，榨汁飲用為宜。

風寒感冒以少量吃一些為宜，可以將水果切成小塊後，做成水果羹後熱服。

4. 葷腥類食品中，均以不用為宜，尤其是魚肉類食物油膩黏滯難以消化，蛋、乳食品可以適量吃一些，以補充

一定的蛋白質和維生素等營養素，利於疾病的恢復。

5.煙酒不宜，多飲綠茶。

三、咳 嗽

咳嗽一年四季皆可發生，以冬春季節為多見，多繼發於感冒之後，常因氣候變化而發作，常見於上呼吸道感染、支氣管炎、支氣管擴張、肺炎、肺結核等疾病。一般咳嗽屬外感咳嗽，分肺熱咳嗽和肺氣虛寒咳嗽兩大類：

①肺熱的咳嗽氣息粗促，或喉中有痰聲，痰多、質黏厚或稠黃，咯吐不爽，或有熱腥味，或吐血痰，胸肋脹滿，咳時引痛，面赤，或有身熱，口乾欲飲，舌苔薄黃膩，舌質紅；

②肺氣虛寒的咳嗽常反覆不已，以清晨為主，痰白清稀，面色蒼白，自汗畏寒，氣短懶言，語聲低微，納穀不香，舌淡嫩，邊有齒痕。

中醫認為：咳嗽有時還不單是肺的疾病，常與其他臟腑有關，稱之為內傷咳嗽。內傷咳嗽均有不同的特點：

①因脾虛而痰濕內停的咳嗽，其咳聲重濁，痰多、痰黏膩或稠厚成塊，色白或帶灰色，每於早晨或食後則咳甚痰多，進甘甜油膩食物加重，胸悶，脘痞，嘔噁，食少，體倦，大便時溏，舌苔白膩；

②因肝火灼肺而致的咳嗽，咳時面赤，咽乾，常感痰滯咽喉，咯之難出，量少質黏，或痰如絮條，胸脅脹痛，咳時引痛，口乾苦。症狀可隨情緒波動增減。舌苔薄黃少津；

③因肺陰虧耗而致的咳嗽為乾咳，咳聲短促，痰少黏

白，或痰中夾血，或聲音逐漸嘶啞，口乾咽燥，或午後潮熱顴紅，手足心熱，夜寐盜汗，起病緩慢，日漸消瘦，神疲，舌質紅，少苔或無苔。

【飲食原則】

1. 咳嗽時應忌辛辣或過鹹食物。這類食物都會刺激氣管黏膜而致咳嗽加重，乾咳者尤其應注意避免進食這類食物。

2. 外感咳嗽的病位在肺（部）、在表（體表），應以宣肺散邪為主，它也可分為寒、熱兩個類型，所以，其飲食原則及膳食宜忌均與「感冒」大致相同，可以參見上節內容。

3. 內傷咳嗽中因脾虛痰濕內停所致者，應忌肥厚油膩食物，因其可助濕生痰，即使需要補益脾胃，也應選擇清淡食品，重油煎炸之物更是不宜。

4. 肝火灼肺所致咳嗽的原則是清肺平肝、順氣降火，因此要選用性涼、順氣、理氣的食物。

5. 肺臟喜潤而惡燥，肺陰虧耗所致咳嗽為乾咳或痰中帶血，更應注意選用潤肺、滋陰的食物。

【膳食宜忌】

1. 各種穀物、豆類中，均可作為主食選用，薏苡仁、紅豆、白扁豆有健脾化濕功效，更適合於脾虛痰濕內停所致的咳嗽患者；肺陰虧耗所致咳嗽的患者大多也有腎陰不足之根，所以，如果選用有補腎效用的黑豆、小米、小麥為主食，則更為合適。對於慢性咳嗽患者，用豆腐與紅糖共同燉服往往有效。

2. 各類蔬菜均不在禁忌之列，協助化痰方面，生薑可

化寒痰，紫菜、竹筍、絲瓜、冬瓜化熱痰；蘿蔔化痰則寒熱均宜。芹菜、薺菜、黃花菜均有清肝熱作用，更適合於肝火灼肺的咳嗽患者。

3. 水果類中，有不少清熱潤肺作用的，如梨、蘋果、柑橘、枇杷、杏子、柿子、荸薺等，可以生食，也可與冰糖、中藥貝母一起炖服。水果中也有不少食性偏溫或偏涼的品種，因此，對於外感咳嗽的肺熱咳嗽時，忌用食性偏溫的龍眼、櫻桃、桃子、核桃等；而肺氣虛寒咳嗽要忌食味酸或食性偏涼的柿子、梨、香蕉、李子、石榴、烏梅、花紅等。

4. 因脾、腎虛衰而致的內傷咳嗽患者，可以選用一些有補益脾腎的乾果煮食，如花生、芝麻、栗子、芡實、核桃、松子、百合、大棗、橄欖等，但不宜炒用。

5. 咳嗽較劇而久，痰濕又不盛者，常與肺氣的宣發作用受限有關，因此，可以選食石榴、澀柿、銀杏，有時常可起到止咳的效果，效到即止，不宜久用。

6. 外感咳嗽病人的飲食，一般以清淡為主，不宜多食魚類葷腥。而內傷咳嗽患者則要根據相關臟腑虛衰情況加以選擇，鯉魚有健脾利濕效用，適用於脾虛痰濕內停所致的咳嗽患者煮湯食用；一般水產品富含動物蛋白，有補益作用而又不太滋膩，都可以選用，蝦肉有補腎壯陽作用，適用於腎陽虛寒的咳嗽患者；海蜇有養肺清熱效用，適合於肺熱咳嗽和乾咳患者；燕窩（配以銀耳）燉服有益肺養陰作用，對肺腎俱虛的久咳患者比較適合。

7. 畜禽肉類中，一般可以選用，肥肉過於滋膩則不宜多用。畜禽內臟對於脾虛痰濕、肝火上亢的咳嗽患者也不太相宜。

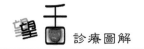

8. 蛋、乳、蜂蜜類中，一般均可選用，但對於脾虛痰濕內停所致的咳嗽患者則不宜多進過分甜膩的食品。

四、哮 喘

哮喘是一種反覆發作性疾病，發作間歇期表現為腎虛的徵象：乏力氣促、呼多吸少、動則喘甚，還有畏寒肢冷、腰酸腿軟、頭暈耳鳴、舌質淡、脈弱。發作期常可見呼吸急促，喉中哮鳴有聲，胸膈滿悶如塞，根據其他的症狀特點，又可以分為寒飲哮喘和熱痰哮喘兩個類型。

寒飲哮喘舌苔白滑，可見，咳嗽不甚，咳痰稀薄，形寒怕冷，面色灰暗帶青，口不渴，或喜熱飲，天氣轉冷或受寒易發；熱痰哮喘舌質紅，舌苔黃膩，表現為：咳嗆陣作，痰黃黏稠，煩悶不安，汗出面赤，口苦口乾，口渴喜飲，脈滑。

【飲食原則】

1. 哮喘因是過敏性疾病，病人必須嚴格忌食魚蝦海腥食物。

2. 忌鹽。很多材料都說明多鹽飲食與哮喘發病有關：西方國家哮喘的發生率高過發展中國家，這與發達國家氯化鈉的含量過高有關；發達國家中由發展中國家移民過來的人群，其哮喘發病率也與現居住地居民一致；美國不同地區的食鹽銷售量與當地支氣管哮喘患者的死亡率成正比。

3. 忌生冷。

4. 戒煙酒。實驗證明，香煙濃霧中含醛類、氮氧化物

等毒素，可以使支氣管痙攣、分泌物增加，黏膜上皮受損，出現鱗狀上皮化生，纖毛脫落、腺體肥大增生，從而造成咳嗽、多痰，誘發並加重哮喘發作。

5.哮喘常伴有咳嗽症狀，故某些飲食原則及膳食宜忌應參見「咳嗽」一節，在此不再重複。

6.對於哮喘病人的食物宜忌，必須慎重而全面地加以考慮，不能疏忽大意，但也不能重視太過。病人家屬往往會根據醫生的建議從嚴掌握，而使病人不能得到應有的營養素。一些日本學者甚至主張哮喘病人在發作時忌吃葷菜，他們認為動物蛋白可使血液酸化，這種病人體內將異性蛋白轉化為胺的能力不足，從而使得異性蛋白作為一種過敏原而誘發哮喘。過分限制飲食品種的做法有損健康，同時還會引起病人對疾病的恐慌，這樣對病情的控制和恢復都是不利的。

【膳食宜忌】

1.穀物、豆、薯類中，一般都可選用，但哮喘伴有腹脹者，忌吃豆類、芋艿、山芋等，以免加重氣急、氣喘的症狀。芡實有益於老人和小兒的哮喘患者。小兒痰喘時，可吃益脾餅（用生芡實 100 克，黑芝麻 30 克，熟棗肉 200克，再加中藥陳皮、茯苓各 12 克，半夏、生雞肫皮各 25克，共同研細焙熟，再搗成泥狀焙烤成餅，空腹當點心吃）；老人可用期頤餅（將生芡實 180 克，生雞肫皮 100克，共同軋成細末，再與白糖、麵粉一起加水焙烤成薄餅食用），這都是健脾化濕平喘的有效食品。

2.蔬菜類中，哮喘病人有不少是過敏體質，所以應少

吃或不吃涼拌的生冷蔬菜和醃製的蔬菜，忌油菜花、黃花菜。寒喘不宜吃芹菜，熱喘忌辣椒、胡椒、生薑、肉桂、茴香。痰熱哮喘可多用蘿蔔做菜；寒喘用膳可多用生薑、蔥白，在中藥湯劑中也可加入生薑、蔥白來增加效果。北瓜又叫金瓜，可以用於預防哮喘復發，取北瓜 1500 克去子洗淨，切小塊煮透去渣留汁，濃縮後加 1500 克飴糖，再熬10 分鐘，將生薑汁 60 克傾入攪拌即成，每日早晚各 1 次，每次 15 克，用開水沖服，在發作前連服兩個月，常能減輕或預防哮喘復發，每年都如此堅持者，效果將更好。

對於熱喘病人，也有用北瓜協助治療的：取 300～500克重的北瓜，在其頂部 1/5 處切開，然後將冰糖、蜂蜜各30 克裝入瓜內，蓋好蓋後隔水蒸熟，趁熱服食瓜瓤，連服7～10 天為 1 療程，第 1～5 天每晚睡前 1 次頓服，5 天後可根據症狀消失情況每日分 2～3 次服用或服半量，食後喝些開水。

3. 水果類中，應根據病症的寒熱加以選用。熱喘可以多食西瓜，有清熱生津，除煩利尿，有助於平喘的效果。寒喘者不宜吃生梨、荸薺等寒涼食性水果。

4. 乾果類中，白果用於熱喘，可用 21 粒再加中藥麻黃煎服，但其綠色胚芽部分含有氰甙，大量炒食或煮食均可能中毒，必須注意安全；也有用白果 8 枚，大棗 10 枚，糯米50 克，加水適量煮成粥，在早、晚餐食用，15 天為 1 療程。核桃肉（連同其外的紫衣）有壯腰補腎、斂肺定喘、消痰止咳效果，對於每年 10 月必有季節性發作的吸入型患者，可以在 8 月份起，每晚臨睡前以 1～3 個生核桃肉與1～3 片生薑及 1 片生曬參片一同細嚼後咽下；同時吞服胎

盤粉 3 克，如此持續至 11 月份，可防止或減輕哮喘的復發。

5. 畜禽海鮮類中，對於過敏體質者來說，魚、蝦、蟹都可以誘發哮喘，應視作忌物；熱喘患者應忌食熱性的羊肉，鵝肉也屬不宜。痰多的哮喘患者要少吃肥肉。

6. 蛋、乳類食品中，一般不宜多食，因為有人認為引起兒童哮喘發作的主要飲食物是麥類、蛋、牛乳、魚、蟹、番茄、豬肉、巧克力等，即使是成人，同樣也應該少食這一類富含異性蛋白的食物。

五、胃脘痛

民間俗稱「胃氣痛」，多見於急慢性胃炎、消化性潰瘍、胃痙攣、胃下垂、胃黏膜脫垂症、胃神經官能症等疾病。其次，肝、膽、胰臟等疾病也常發生胃痛。胃痛的發生有急慢性兩種形式。

1. 急性胃痛常有三種不同的臨床類型。

①寒凝胃痛（彩圖 104）：舌苔白，常有外感寒邪，飲食生冷的誘因，胃痛突發，惡寒喜暖，得溫痛減，遇寒加重，喜熱飲，脈弦緊；

②食滯胃痛（飲食停滯，彩圖 105）：舌苔厚膩，其發病急驟，胃痛脹滿，伴有噯腐吞酸，或吐不消化食物，或大便不爽，吐後或排氣，便後較舒，脈滑；

③鬱熱胃痛（肝胃鬱熱，彩圖 106）：舌質紅，舌苔黃，胃脘灼痛，煩躁易怒，泛酸嘈雜，口乾口苦，尿黃便乾，脈弦或數。

2. 慢性胃痛有四種不同的臨床類型：

①氣滯胃痛（肝氣犯胃）：舌苔薄白，胃脘脹悶，攻撐作痛，通連兩脇，噯氣吞酸，大便不暢，脈弦；

②陰虛胃痛（胃陰不足）：舌質紅少津，胃痛隱隱，饑不欲食，食後飽脹，口乾咽燥，消瘦乏力，大便乾結，脈細數；

③脾胃虛寒：舌質淡、舌苔白，胃脘隱痛，喜熱飲、喜按，饑則痛加，得食痛減，嘔吐清水，食慾不振，神疲乏力，甚則手足欠溫，大便溏薄，脈虛弱；

④血淤胃痛（淤血停滯）：舌質紫黯，胃脘疼痛，痛有定處而拒按，痛如針刺或刀割，痛時持久，食後痛甚，或見嘔血、便黑（柏油便），脈澀。

【飲食原則】

1. 按照不同的臨床類型進行飲食安排。在上述的幾種類型中，以寒邪、食停、氣滯、熱鬱、血淤為常見，多屬實證，臨床治療以祛邪為主；脾胃虛寒、胃陰虧虛亦不鮮見，二者多屬虛證，治宜養正為先。但各類證型往往不是單獨出現或一成不變的。若見虛實互見者，治宜邪正兼顧；寒熱錯雜者，治宜寒熱平調。

根據「通則不痛」的原則，治療胃痛可分別採用理氣、降逆、消導、溫中、解鬱、清火、化痰、行淤、益氣、養血等方法。作為飲食方面，也應該根據上述的治療原則進行調配、安排。

2. 不論是何種原因引起的胃痛，脾胃功能已經受到影響，凡飲食不節，饑飽失常，或冷熱不適等，皆能直接影

響胃的功能而發生病變或加重病情。胃臟喜潤惡燥，因而醇酒辛辣，肥甘厚味之品食飲過度，均能生熱化燥傷胃而引起病變，在飲食上需少吃多餐，禁酒忌辣，注意調攝。

3. 胃痛劇盛，患者常拒進飲食，此時不必勉強勸食，可以暫時禁食，也可稍進流質飲食，待疼痛緩解後，從流質飲食開始，粥、羹等逐漸增進，不能急躁冒進而致疼痛復發。除少數明顯有熱象的患者外，一般食物以偏溫熱狀態進食為宜，少用寒涼或生冷食品。

4. 盡量保持大便通暢，這樣有利於胃痛狀態的改善。

【膳食宜忌】

1. 穀物、豆類中，可按各人原來的習慣和嗜好選擇，但應以不增加胃腸消化吸收的負擔為原則。有些豆類食後易發生脹氣等不適反應，此時必須少食。粥類食品此時較受患者歡迎，如按不同臨床類型的特點，加入一些果菜魚肉同煮，既可改善口味，增加營養，又利於病症的恢復。生薑粥（每一小碗粥中用 7～8 片生薑）、狗肉粥（狗肉與大米的量比為 1：2）用於寒性胃痛；玫瑰花粥（每一小碗粥中用 7～8 片玫瑰花瓣）、刀豆粥（刀豆與大米的量比為1：4）用於氣滯胃痛；蘿蔔粥（白蘿蔔與大米等量使用）用於食積胃痛；紅棗粥、蓮子粥、芡實粥（大棗、蓮子、芡實的量均不宜太多，以容易消化為度）用於虛性胃痛；麻仁粥用於有大便不暢或便秘的胃痛患者。

2. 水果類中，甘蔗絞汁，每日早晚各服 1 次，每次 50毫升左右，有益於胃陰不足的胃痛患者。

脾胃虛寒的胃痛患者可以做蓮肉糯米糕（蓮肉 50 克，

去除蓮心後煮熟壓碎成泥，與 500 克糯米粉拌勻後蒸熟後壓平成糕，麵上撒一層綿白糖再切塊，作為點心或早餐）食用。氣滯胃痛患者可用佛手、元胡各 6 克，煎水代茶飲服，可改善症狀。腹脹胃納減少的胃痛患者可以吃橙皮山藥粥（甜橙皮 50 克，山藥 200 克，加適量大米煮粥），吃時再加入少許飴糖。對於血淤性胃痛患者，可以將黑棗去核，加入玫瑰花，放碗內蓋好蓋，再隔水蒸爛，每次吃 5 個黑棗肉，每日 3 次。

3. 蔬菜類中，腹脹胃納減少的胃痛病人，也可以煮蘿蔔子粥（蘿蔔子 15 克加水煮半小時，取汁棄渣，與 100 克大米一起熬成薄粥）食用。對於虛寒性胃痛病人，可試用乾薑 6 克，胡椒 10 粒，共研為末，1 日內分成 2 次用開水沖服。

4. 畜禽海鮮類中，脾胃虛寒胃痛可煮橘椒鯽魚湯（將橘皮 10 克，胡椒 3 克用紗布包好，填入 250 克大小的鯽魚肚內小火煨燒），經常食用可有利於症狀的改善。在豬肚熬湯中加入金橘根 30 克共燉，數日吃 1 次，對氣滯胃痛病人有利。也有人主張吃黃豆豬肚湯（一具豬肚，加 100 克黃豆慢火燉酥），對體質虛弱的胃痛病人的恢復有好處。

5. 蛋、乳類中，一般只要不過量，均為適宜。

6. 煙、茶、酒類中，盡量少飲茶，尤其要忌濃茶。因為飲茶可以使胃酸分泌量明顯增加，胃酸對胃黏膜的炎症糜爛區或潰瘍面的刺激可使病情加重，甚至惡化。煙酒則危害更大，應提倡戒煙忌酒。

六、便　秘

便秘往往會引起腹脹、腹痛、食慾減退、頭昏腦脹、睡眠不安等，長期便秘還會引起痔瘡、便血、肛裂。按其虛實及病機不同，可以分為以下情況。

1. 實秘。①熱秘：舌質紅，舌苔黃或燥，大便乾結，小便短赤，口乾口臭，腹脹或痛，脈數；

②氣秘：舌苔薄膩，排便困難，噯氣食少，胸脇脹滿，腹脹或痛，脈弦。

2. 虛秘。①氣虛便秘：舌質淡、舌體嫩，欲便難出，臨廁努掙無果，但已汗出氣短，便後乏力，面白氣怯神乏，舌苔薄白，脈細弱；

②血虛便秘：唇舌淡白，大便乾結，面色無華，頭暈目眩，心悸健忘，脈細；

③陽虛寒凝便秘：舌質淡，舌苔薄白，大便艱澀，排出困難，小便清長，四肢不溫，腹中冷痛，或腰脊酸冷，脈沉遲。

【飲食原則】

1. 便秘可由熱燥傷津或陰虛結燥所致，亦可因氣機鬱滯或久病氣虛乏力、推動無力而造成。所以，飲食均應按其成因而安排，但選用滋潤疏理通導的食物，肯定是沒有錯的。

2. 便秘都兼有腹脹，可以選用一些消食理氣的食物配佐飲食，因為氣行便亦行，消脹飲食有時既可減輕不適，也可起到促進通便的作用。

3. 虛性便秘往往與體質或某些慢性疾病有聯繫，與脾腎氣虛有關，除用藥物治療外，加強飲食調養也是十分重要的。

4. 油膩肥厚的食品，對熱秘者不利，應盡量少吃；油脂有潤腸作用，故一般便秘者均可適量用一些，但不宜用做煎炸烙烤（易使胃腸生熱），以燉煮澆淋為好。

【膳食宜忌】

1. 對於便秘患者，常可加用一些消除腹脹的食物，其中有：蘿蔔、山楂、紅麴、麥芽、檸檬、橘、柑、荸薺、檳榔、米醋、香糟、茴香、玫瑰花等，可選用其中一種或數種配伍使用。

2. 穀物、豆類中，大麥、蕎麥、黃豆、甘薯等能寬中下氣利大便，芝麻有潤腸作用，都可以經常食用。只有糯米黏滯難消，不可多食。

3. 水果類中，香蕉有潤腸作用，可用於各類便秘；西瓜有清熱潤腸作用，對於熱結便秘最為適合，有些小型瓜果，如早春二月、紅玉小瓜等可以見到白色軟的瓜子，可以有意將其吞吃一些，有時可以起到較好的滑腸通便的效果，但也必須控制一定的量，否則可因吞食過多而發生水性腹瀉，並兼有腹痛。乾果類中，可以選用胡桃肉、松子仁與黑芝麻各取等分，研細，加少許白蜜沖服，對陰血不足的便秘，頗有功效。

4. 蔬菜類中，菠菜、蕹菜、莧菜、白菜、芋芀、韭菜、蘿蔔、檳榔等，均有寬中理氣通大便的作用，可以經常選用。

七、腹　瀉

　　腹瀉為腸道疾病中的一種證候，包括急慢性腸炎、腸功能紊亂、結腸過敏、潰瘍性結腸炎、腸結核等。腹瀉原因很多，按病情的緩急及病程的長短可分為急、慢性兩類，還必須分析其是虛是實，屬寒屬熱。

　　1. 急性腹瀉往往發病急驟，便次增多，大便溏稀或呈水樣。多見於急性腸炎。其有三種類型：

　　①寒濕腹瀉：舌苔白膩或薄白（彩圖 107），起病急驟，腹瀉稀薄，日行三五次至十數次不等，甚至如水樣，腹痛腸鳴，或兼怕冷、發熱、頭痛、肢體酸痛，脈濡數；

　　②濕熱腹瀉：舌苔黃膩（彩圖 108），腹痛泄瀉，糞便黃褐臭穢，肛門灼熱，小便短赤，心煩口渴，或兼發熱頭痛，肢體酸痛，脈濡數或滑數；

　　③傷食腹瀉：舌苔垢膩（彩圖 109），起病較急，瀉下臭如敗卵，脘腹脹痛，瀉後痛減，噯腐吞酸，脈弦滑。多有暴飲暴食或飲食不潔的病史。

　　2. 慢性腹瀉，多指大便溏稀，次數增多，病情反覆而遷延不癒者。

　　①脾胃虛弱腹瀉，多見於慢性腸炎、腸功能紊亂等，舌質淡、舌苔白，大便時溏時瀉，反覆發作，食慾不振，食後脘脹，稍進油膩的食物，大便次數即增，糞便中常有不消化食物，面色萎黃，神疲倦怠，脈弱；

　　②脾腎陽虛腹瀉：多見於慢性腸炎、腸功能紊亂、腸結核等，舌苔白、舌質淡，黎明之前，臍腹作痛，腸鳴即

瀉，瀉後痛減，或腹部畏寒，形寒肢冷，脈沉細無力；

③肝脾不和（肝氣犯胃）腹瀉：舌苔薄，可見腸功能紊亂，便前腹痛腸鳴，瀉後痛減，兼見胸脇脹悶，噯氣納差，脈弦。腹瀉每因精神刺激，情緒緊張而誘發。

【飲食原則】

1. 腹瀉無論虛實，脾胃功能必有損傷，因此，不能再因進食不當而傷害脾胃。應盡量多選擇益胃健脾的食物，再根據病，參以清熱、化濕、溫裏、化痰、消食等食物。

2. 飲食宜清淡、易於消化，生冷、肥厚、黏膩、辛辣刺激之物均會損傷脾胃，都屬禁忌之列。

3. 食物要注意細軟易消化，盡量多採用粥、湯的形式。穀物、乾果之類以磨粉後再加工為好，多用煮、燉、燴的方法，不宜用煎、炸、烙或生冷涼拌方式。但有時將餅類食品烤成焦黃，細嚼慢嚥，可以有一定的止瀉作用。

4. 進食宜定時定量，避免暴飲暴食；食後應稍做起身慢步等活動，以助消化，不宜一直臥床或坐著不動。

5. 有少數患者一吃某種食物即可致瀉，則應避免再進食該種食物。

6. 水瀉次數增多且量大時，應多喝茶水或粥湯，以避免體內水分丟失過多。

7. 久瀉患者可適當進食一些酸澀收斂食品，以助止瀉，但急性腹瀉者則不宜。

【膳食宜忌】

1. 穀物、豆、薯類中，蓮子、芡實、山藥、栗子、扁

豆、桂圓等具有健脾功能，可以常食；糯米黏膩難消化，盡量少食。豆類食品比較堅實，必須煮至酥爛或製成豆汁、豆腐等食用；薏苡仁、紅豆還具有利濕作用，所以兼有濕的患者，可以考慮選用。

2. 蔬菜類中，凡是便次較多者，可以只飲菜湯，少進菜渣；如便次不多者，蔬菜可以稍進，但也不宜進食太多。蘿蔔消氣化痰，南瓜補益中氣。莧菜、冬瓜清熱利濕，對脾虛、食滯、濕熱腹瀉者有益，可分不同情況加以選用。

3. 水果類中，要根據不同情況加以選擇。脾虛腹瀉宜食蘋果、沙果、菱角；食滯者宜食山楂等。水果一般不宜生食，宜稍加熱或做成水果羹類進食。如腹瀉日久，則可用酸梅、無花果、柿、杏子等酸澀收斂，以助止瀉之品，只可短暫使用，不可以常吃。

4. 畜禽海鮮類中，尤其是內臟，肥膩滑腸，急性腹瀉，特別是屬於實證及便次頻繁者盡量少吃，即使要用，也要取瘦肉並將其剁成肉末後食用；慢性腹瀉，尤其是虛證患者可以適量選用，但應燉爛煮透或煮成濃汁去油後喝湯。一般河魚有補益作用而不傷脾，可以適量選用。

5. 蛋、乳類中，有補益作用，可以常用，醋煮雞蛋有止瀉作用，可以試用。

6. 煙酒類中，腹瀉期間一般不宜飲酒，但也有在受寒後，喜歡飲用半小杯楊梅酒及2～3顆酒浸楊梅來止痛止瀉的民間習俗，有時倒也可一試；茶葉不忌，久瀉時可用濃茶來幫助止瀉。

7. 蜂蜜、飴糖、蔗糖等都可作為調味品使用，但也不

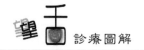
宜加用過多。

8. 花椒、胡椒、芥末等調味品類中，性屬溫熱，可在寒性腹瀉患者的飲食中使用，熱性腹瀉者禁用。

9. 急性腹瀉，屬寒濕者，可用玉米芯 750 克，乾薑 6 克，黃柏 6 克，共研成細末，每次取 3 克，用溫開水沖服，每日 3 次；也可用鹹橄欖核燒炭後研成細末，每取 15 克，用溫開水沖服，每日 1～2 次，連用 3～5 天。

10. 急性腹瀉，屬濕熱或暑熱者，用 150 克大米加水煮粥，待米開花後，加入洗淨切碎的馬齒莧 50 克，再微火熬煮成粥後食用；用蓴菜 500 克加水煮爛後將菜撈出，菜湯煎煮至一小碗後，加冰糖或蜂蜜 50 克，待變溫後頓服；也可取 1000～1500 克鮮藕，洗淨並用開水燙過後，搗爛取汁，每日內分 2 次用開水沖服；或取綠茶、乾薑絲各 3 克放入瓷杯內，用沸水沖泡，第一次蓋上蓋焗泡 10 分鐘後飲用，以後頻加水代茶飲用，連用 2～3 日。

11. 急性傷食腹瀉者，取 100 克大米，加水煮粥，待米已經開花後，加入經洗淨切碎的白蘿蔔 100 克微火同煮，再加入適量食鹽後食用；也可用等量山楂、山藥，曬乾後研末，再加入 2 倍量的白砂糖混合在一起，共同煉蜜為丸，每次服 15 克，每日 3 次。

12. 慢性腹瀉，屬脾胃虛寒者，取 750 克左右大鯽魚，在魚腹內塞入大蒜 60 克，胡椒、花椒、陳皮、砂仁、蓽撥各 6 克，用水煮熟做羹，空腹服食。

13. 脾腎陽虛慢性腹瀉者，可取荔枝乾 10～15 枚，與大米 150 克共同熬煮成粥後食用。

八、嘔吐

各種疾病、食滯、情志不暢等均可引起嘔吐，嘔吐也分虛實，暴吐多為實，虛性嘔吐常由脾胃虛寒（舌質淡、舌苔白膩，飲食稍多即有胃脘不舒、噁心嘔吐、喜暖惡寒、四肢欠溫、倦怠乏力、大便溏薄），胃陰不足（舌質紅，舌面少津，嘔吐反覆發作而量不多，有時乾嘔無物，似饑而不欲食，口咽乾燥）所致。

【飲食原則】

1. 宜用理氣降氣，易於消導的食物，便於消化吸收。

2. 按體質或病症的虛實寒熱的不同選配食物，如胃熱者宜進清涼之物，胃寒者宜進溫熱食品，實者宜疏利，虛者宜補益。

3. 易對胃產生刺激的辛辣油膩或有異味的食品，應該忌用。

4. 進食時應保持心情舒暢，可減少嘔吐的發生。

5. 宜流質或半流質飲食，吐止後，應食清淡容易消化的食物，如雞蛋羹、鯽魚湯、去油花的雞湯、紅棗湯、蓮子湯等。

6. 嘔吐頻作時，可採用少量多餐的方式，每日進食總量也應減少，食物中所包含的水量也不宜太多。

7. 有必要時，可在進食前先吃少量藥物或食物，如胃寒者可在食前先嚼少量的糖薑或生薑，也可用生薑片貼放在舌面上片刻，再行飲食就不易嘔吐。

8. 嘔吐日久，常可出現口乾、舌質紅、舌苔乾燥等症狀，應選食滋潤生津的食物。

9. 應保持大便的通暢，以免影響胃部病情的恢復而加重嘔吐症狀。

【膳食宜忌】

1. 理氣降氣的蔬菜、水果是：蘿蔔、香菜、生薑、白菜、豌豆、刀豆、竹筍、橘、柑、枇杷、檳榔、茴香、胡椒等。如用蜜餞蘿蔔（500 克白蘿蔔切塊煮熟晾乾，放入炒鍋內，加入 150 克蜂蜜以小火煮沸，調勻放冷後食用）及柿餅泥（將柿餅蒸熟後搗成泥狀，每次 9 克，用開水沖服），連服數日，對嘔吐、腹脹有效。

2. 有消導作用的食物是：蘿蔔、山楂、紅麴、麥芽、檸檬、橘、柑、沙果、荸薺、檳榔、米醋、香糟、茴香等。

3. 有滋潤生津作用的食物是：番茄、鮮藕、飴糖、瓊脂、蜂蜜及雪梨、奇異果等多數水果，以榨汁飲用最好，但是，荔枝、桂圓、杏子、椰子、大棗等性溫的水果要慎用或不用。如用雪梨一個切開去核，核心處放入丁香 10～15 粒，用慢火蒸熟，去丁香吃雪梨，有健胃、止嘔、生津作用。

4. 生薑絞汁加少量開水或與甘蔗汁或乳汁調和後同飲，對寒性嘔吐有一定的止嘔效果，也可以切片細嚼或直貼舌面方式使用。

5. 暴食或過食生冷油膩所致，可用麥芽燉鴨肫，消食健胃。

6. 忌飲酒，尤其是烈性酒。

九、黃 疸

有「陽黃」（舌苔黃，皮膚、鞏膜黃染，黃色鮮明為橘子色，伴有身熱口渴，胸悶腹滿，大便秘結，小便短赤，脈滑數）和「陰黃」（舌苔灰膩，身目俱黃，黃色晦暗，胸腹脹滿，大便溏薄）之分。陽黃乃濕熱蘊結，陰黃與寒濕脾虛有關。

【飲食原則】

1. 陽黃屬濕熱，宜寒涼而忌溫熱屬性食物，可選清熱利濕食品，多喝湯飲水，讓濕熱從小便中排出。

2. 陰黃屬虛寒，則宜溫化，不能用寒涼屬性食物。

3. 黃疸與脾虛有關，應以護脾化濕為主，不能用肥膩的補益之品。食物的烹調方法，應注意以細軟，有助於消化為原則，多用煮、燴、燉、蒸等方法，少用油煎、炸、烤、烙等，忌吃生冷、硬固的食物。

4. 油膩、辛辣之品均屬不宜。

5. 注意大便通暢和保持小便的清長。

【膳食宜忌】

1. 穀物、豆、薯類中，除糯米性溫黏膩較難消化以外，其他均可選用，其中薏苡仁、紅豆、綠豆清熱利濕，煮粥或煎湯均有利於陽黃患者的退黃；白扁豆、芡實、蓮子、山藥有健脾益腎作用，對陰黃或陽黃恢復期患者有利。

2. 蔬菜類中，盡量選用有清熱健脾利濕作用的，對陽

黃有利，如黃瓜、絲瓜、冬瓜、蘿蔔、葫蘆、薺菜、油菜、蕹菜、莧菜、芹菜、萵苣、茭白等；陰黃亦可選用上述品種，還可配用溫補健脾的粳米、粟子同食，以糾其略有寒涼的偏性。在菜餚中盡量不用韭菜、生薑、大蒜等溫熱屬性的蔬菜。

3. 水果類中，也應盡量選用清熱利濕之品，陽黃可多選用如西瓜、甘蔗、荸薺、梨、檸檬、蘋果、橘、柑、山楂、桃、香蕉、鳳梨等；陰黃亦可選用，但不宜生吃，要煮熟後再吃。

4. 畜禽海鮮類中，因其比較肥膩，故在急性期內不宜多食，在病情略為穩定後，從增加營養，增強體質角度考慮，常取其精瘦部分與除濕退黃中藥一起燉服，如豬腿肉燉雞骨草或鵝不食草，荸薺納入豬肚內煮爛同食，羊肉燉黃花菜等。魚類以河魚為宜，其既有健脾利濕之用，且味美可以提升食慾，但海魚對於陽黃等急性期濕熱明顯時期則不太適合。水產品中田螺、泥鰍有助退黃，可與豆腐一起炖食。

5. 蛋、乳類中，有益氣養血的補益作用，並兼有利濕之效，只要不引起腹脹，兩者均可選用。

6. 煙、酒、茶類中，飲酒有助濕熱之嫌，應屬禁忌；吸煙同樣不利於濕熱的消退，也屬忌物；喝茶以淡茶為宜，多飲則有利於清熱利濕。

十、水 腫

水腫病人經現代醫學的各項檢查，大多可以發現有

心、肝、腎臟等相關器官的功能變化。但水腫作為一個症狀，它的飲食宜忌也應有一定的規則可循。

水腫初起，大都以眼瞼開始，繼則延及頭面四肢以至全身。也有從下肢開始，然後遍及全身的。如病勢嚴重，可兼見胸悶腹滿，氣喘不得平臥等症。從中醫辨證來看，可以概括地分為陰水、陽水兩大類。陽水多屬表、熱實證，如風水、皮水；陰水乃脾腎陽虛、腎陽虛衰所致，多屬裏、虛、寒證，如脾水、腎水。

①「風水」舌苔薄白，先見面目浮腫，然後遍及全身，小便不利，來勢較急。往往伴有外感風邪的症狀，如發熱、畏風、怕冷、頭痛、肢節酸楚、咳喘、咽喉紅腫疼痛、脈浮等；

②「皮水」乃水濕浸漬，舌苔膩，可見全身水腫，以腹部及下肢為主，按之沒指，小便短少，身體重而困倦，胸悶，納呆，泛噁，脈濡。起病緩慢，病程較長；

③「脾水」舌質淡，苔白膩或白滑；其之身腫，以腰以下為甚，按之凹陷不易恢復，脘悶腹脹，納減便溏，面色萎黃，神倦肢冷，小便短少，脈沉緩；

④「腎水」舌質胖、舌色淡、舌苔白，為全身高度水腫，腰以下尤甚，腰痛酸重，尿量減少，四肢厥冷，畏寒神疲，面色灰滯或淡白，脈沉細。

【飲食原則】

1. 水腫由水濕瀦留所致，食物應有利於化濕利水消腫，尤其當腫甚尿少時，應盡量減少飲水，以免徒增腫勢。

2. 對於風水，食物無需考慮補益，而脾水、腎水則需注意補益脾腎，以從根本上改善水腫問題。

3. 飲食以清淡為宜，水腫初期，應吃無鹽飲食。腫勢漸退後，逐步改為低鹽，最後恢復普通飲食。若因營養障礙者，飲食稍淡即可，不必過於強調忌鹽。

4. 食補時應注意不可過量，以免影響消化吸收功能而適得其反。同時還應忌食辛辣、煙、醋、蝦、蟹及生冷等刺激性物品；此外，尚需注意攝生，起居有時，預防感冒，不宜過度疲勞，宜戒憤怒，遠酒色。

5. 水腫病人，除風水外，大多偏寒；但也有濕熱鬱久化熱者，所以，食物應按病症的寒熱不同而選用熱性或寒涼性食物。

【膳食宜忌】

1. 穀物、豆、薯類中，一般均可食用，但糯米黏膩難消，某些豆薯類易引起脹氣的，一些水腫甚，腹脹明顯的病人應該少用。豆類中的紅豆、黑豆有利水作用，用紅豆燒鯉魚湯常可利水消腫，因此，可以根據不同情況加以選擇應用。

2. 蔬菜類中，蔥白、豆豉、香菜、生薑可以在風水時採用，以助發表清熱；偏熱的水腫，可用冬瓜、絲瓜、黃瓜、葫蘆、薺菜、蕹菜，以利水清熱；如偏寒的水腫，在用上述寒性蔬菜時，可以適當配用生薑、胡椒、花椒等來緩衝其寒性。症狀緩和而需補脾時，可以選用馬鈴薯、山藥、南瓜等。

3. 水果類中，特別是西瓜，有生津止渴和利水作用，

既可減緩有口渴症狀水腫病人的症狀，又可利尿，但也不宜多食，對於熱證水腫更為適合。乾果中的花生、芝麻、栗子、蓮子、芡實、核桃、大棗等均有補益作用，在慢性病人症狀穩定時可適量選用。

4. 畜禽海鮮類中，其肥厚油膩部分不易消化，故應避開，選用其精瘦部分，剁成細末或採用燉煮燒爛的辦法加以烹調，不宜用煎、炸、烤、烙的做法。

5. 蛋、乳類食品中，均可食用，但也以適量為宜，以增加營養素為目的，並以不增加腹脹及消化吸收負擔為目標。

6. 煙酒類中，對水腫病人不利，均應戒除，飲茶以淡茶及少量為宜。

十一、多汗

中醫認為，多汗是由於陰陽失調而致汗液外泄失常的一種病症。其中，不因外界環境因素的影響而白天時汗出，動輒益甚者，稱為自汗；寐中汗出，醒來自止者，稱為盜汗。自汗或盜汗是汗出過度為主要表現的病症，自汗常伴氣虛，盜汗常伴陰虛內熱等症狀。

多汗也可以作為一個症狀，見於低血糖症、糖尿病、肺結核、中重度營養不良、佝僂病、脊髓灰質炎、風濕熱、瘧疾、甲狀腺功能亢進症、嗜鉻細胞瘤或某些藥物（如解熱鎮痛藥）用後。

幼兒及產後均可見多汗，尤其是體質羸弱的幼兒，在感冒、扁桃體或呼吸道炎症感染、肺炎等疾病後更易出現，疾病再加上中西藥物的影響，使得元氣大傷，脾胃功

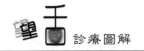

能減弱，這時候加強飲食調養就顯得更加重要了。

【飲食原則】

1.應根據自汗、盜汗的不同，選擇有補益氣血、養心或滋陰降火、斂汗固澀功效的食品。

2.不宜多吃辛辣和有刺激性的食物，以免加重出汗症狀。

3.再根據原發疾病性質的不同而選擇食物。

【膳食宜忌】

1.穀物、豆、薯類中，糯米、淮小麥、高粱、山藥、黑豆、白木耳等煮粥食用或熬湯，常有補益氣血、滋陰降火、斂汗固澀的效果。用小麥60克，糯米20克，大棗15枚一起熬粥，加少量紅糖，每日內分幾次吃，對幼兒有健脾、止汗的效果。

2.蔬菜類中，一般無特別的禁忌，可多選菠菜、韭黃、胡蘿蔔、百合等。豆腐也宜多吃。

3.水果類中，可多吃生梨、甘蔗、枇杷、烏梅、桑甚等，大棗、蓮子也可選用。用蓮子肉、核桃肉等量，再加黑豆、山藥各半量，一起壓碎成細末，取粉加少量白糖煮成糊狀吃，常服對幼兒有健脾、補腎、收斂止汗的作用。黑豆、大棗各50克，桂圓肉15克，煎湯喝對陰虛盜汗者有效。

4.畜禽海鮮類中，可適量選用，豬心、豬腰、羊脂、鯽魚等更可多選。取泥鰍90克用油煎黃，再加清水2小碗和糯稻根30克煮湯，常吃有收斂止汗作用。用金櫻子30

克，鯽魚 250 克煲湯，對經常出虛汗者有好處。

5. 蛋、乳類中：在消化功能允許的情況下，盡量選食。

6. 煙酒飲料類中，煙酒要有節制，出汗多時應及時補充水分（含適量的鹽分及電解質成分），少吃含咖啡因及高甜度的飲料，忌濃茶和咖啡。

7. 調味品類中，飲食以清淡為宜，故少用辛辣和偏溫性的調味品（如胡椒、花椒、桂皮等）。

十二、失 眠

失眠是一個症狀，是指經常入夜不能獲得正常睡眠的病症。失眠的表現和程度輕重不一，或入寐困難，或有寐而易醒，或時寐時醒，或醒後不易入寐，甚則徹夜不眠。西醫治療一般予以鎮靜催眠藥。長時間服用有一定成癮性和副作用。中醫治療時要求了解導致失眠的病因，然後進行辨證論治，分清虛證或實證。

虛證以陰血不足為多；治宜調補心脾，養血安神。實證以肝鬱化火、胃失和降、痰熱擾心為多；治宜清肝瀉火，和胃降逆，清熱化痰。臨床上失眠往往為多種慢性病的伴發症狀，虛實夾雜，治應扶正祛邪兼顧。

1.虛證分三型：①心脾兩虛：舌質淡、舌苔薄，夜不安寐，多夢易醒，頭暈目眩，面色無華，神疲乏力，心悸健忘，脈細弱；

②陰虛火旺：舌質紅、舌苔少，心煩不寐，心悸不安，頭暈耳鳴，腰酸夢遺，健忘，五心煩熱，口乾津少，

脈細數；

③心膽氣虛：舌苔薄、舌質淡，不寐多夢，易於驚醒，遇事易驚，心悸膽怯，氣短倦怠，脈弦細。

2.實證分兩型：①肝鬱化火：舌質紅、舌苔黃，夜不安寐，性情急躁易怒，口苦目赤，口渴喜飲，小便黃赤，大便秘結，脈弦數；

②痰熱內擾：舌苔黃膩，夜眠不安，痰多胸悶，厭食噁心，噯氣吞酸，口苦心煩，脈滑數。

【飲食原則】

1. 有人認為失眠是大腦功能性疾病，必須補充以下六大類營養物質：

①富含脂類的食物：魚類、肝、蛋黃、黃油、大豆、玉米、羊腦、豬腦、芝麻油、花生、核桃等；

②富含蛋白質的食物：瘦肉、羊肉、牛肉、牛奶、雞、鴨、蛋、豆製品等；

③含糖的食品：蜂蜜、甘蔗、紅薯、大棗、水果；

④富含維生素（B、PP、E）的食物，如酵母、肝、豆類、花生、小麥胚芽、糙米、玉米、海藻、捲心菜等；

⑤富含維生素 C 的食物、水果和蔬菜；

⑥富含微量元素的食物：動物肝、腎臟、牡蠣、粗糧、豆製品。

但是，一般失眠患者並不缺少這類物質，所以，進食以上食品時，也應適可而止，不宜過量。

2. 有人從失眠發生原理方面，提出了一些建議可供參考，例如：①睡前吃一點麵包，它可以促使體內分泌胰島

素，經過體內代謝可產生一種「5 羥色胺」的氨基酸代謝產物，有催眠作用；

②睡前服糖水一杯或幾塊水果糖（食後應漱口），可促使體內產生大量血清素，這可以使得因煩躁而不易入眠的患者較快地進入安眠狀態。

3. 從中醫辨證分型的角度考慮，虛證患者可以從氣血、心脾等方面加以進補；有痰熱、虛火者應先以化痰、清熱、瀉火為主。

【膳食宜忌】

1. 穀物、豆、薯類中，能夠幫助入眠的有小米、粳米、小麥粉、蕓豆、紫花豆。

2. 蔬菜類中，能夠幫助入眠的有韭菜、洋蔥、腌蕨菜等，百合與豬肉合煮有利於睡眠，可用鮮百合 30 克，瘦豬肉 200 克切塊後共煮至爛透，再加入調味即可。也可做箬竹葉還溶飲（鮮箬竹葉 500 克洗淨切碎煎煮 1 小時，撈去渣後濃縮至黏稠狀態後放涼，拌入白糖粉 200 克把藥液吸乾淨，混勻、烘乾、壓碎後裝瓶待用），每次 10 克，用沸水沖飲。

3. 水果類中，能幫助睡眠的有：櫻桃、蘋果、香蕉、梨子、銀杏、核桃、花生、蓮子、桑葚、西瓜子、南瓜子、葵花子等。對於不同的患者還可用糖漬鮮龍眼（鮮龍眼 500 克去殼後與白糖 50 克共同置於瓷碗內反覆蒸熟、放涼數次後變黑，再拌入白糖少許備用），對氣血不足、心脾兩虛失眠有效。桑葚蜜膏（鮮桑葚 1000 克洗淨加水煎煮兩次，將兩次煎液合併後濃縮至黏稠狀，加入蜂蜜 300 克

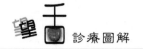
至沸後放涼裝瓶備用）每次用一小匙，開水沖服，每日 2
次，對陰虛失眠者有效。蓮子心 30 個水煎，放鹽少許，臨
睡前服；大棗 20 枚，用水泡發後煎煮 20 分鐘，再加入 7
根蔥白共煮 10 分鐘後，吃棗喝湯；用核桃仁 5 個，白糖 50
克，共搗碎成泥，再加 30 毫升黃酒用小火煎煮 10 分鐘後
吃下，每日 2 次。

4. 畜禽海鮮類中，豬蹄、動物肝臟、螺螄、鯽魚、龍
蝦等也有助於睡眠。

5. 蛋、乳類中，有人主張臨睡前喝一杯牛奶加蜂蜜，
特別對老年人入睡有好處，但有血脂高、血黏度高的患
者，應該慎用。

6. 煙酒類中，吸煙不利於睡眠；喝酒有助於入眠，但
酒精對肝臟等有損害，所以不宜採用飲酒的方法來催眠。
睡前也不宜喝濃茶、咖啡。

十三、腦卒中（中風）

腦卒中（中風）是以突然口眼喎斜、語言不利、半身
不遂或者突然昏迷跌倒、不省人事為特徵的一類疾病，包
括腦出血、腦栓塞、面神經癱瘓等。屬於本虛標實之證，
氣血虛衰、肝腎不足為其本，風、火、痰、濕壅盛及氣血
逆亂為其表。

【飲食原則】

1. 腦卒中（中風）病人大部分有動脈硬化、高血壓病
的基礎，故其飲食宜忌也應參考這兩個病的有關內容。

2. 病情在危重期間，患者應禁食，如神志漸清可以逐步恢復少量流質或半流質飲食。

3. 飲食以富含營養素的豆漿、果汁、菜汁、米湯、蜂蜜糖水及水果羹、菜粥等細軟食物為宜，忌用肥油黏膩、難以消化的食物。雞肉、雞湯不宜選用。

4. 食物以清淡為主，鹽分必須嚴格限制。

5. 保持大便的通暢，這對於防止復發及病情的恢復均十分重要。

【膳食宜忌】

1. 穀物、豆、薯類中，均可選用，除糯米因性溫不太適合以外，其他均可選為煮羹熬粥的素材，薏苡仁、紅豆、綠豆清熱利濕，用做煮粥或煎湯均有利於痰濕及肝火的清退；白扁豆、芡實、蓮子、山藥有助消化，健脾益腎的作用，也可以選用；具有幫助消化及順理胃腸之氣的麥芽，在食物製作中也可添加在內。

2. 蔬菜類中，可選用含纖維素較多的蔬菜，切細或剁成菜泥，做成菜粥或軟點心服用，從而起到通便利氣的作用，特別是有消導作用的蘿蔔中，以及具有生津作用的番茄、鮮藕也可常用，但生薑、胡椒、花椒等熱性調味食物不宜多用。

3. 水果類中，雪梨、奇異果等多數水果，以榨汁飲用為最好，但是，荔枝、桂圓、杏子、椰子、大棗等性溫的水果要慎用或不用；山楂、檸檬、橘、柑、沙果、荸薺、檳榔也可常用。

4. 畜禽魚肉類中，其肥厚油膩部分不易消化，故應盡

量捨棄不用，取其精瘦部分，剁成細末或採用炖煮燒爛的辦法參與菜粥或軟點的製作；不宜進食用煎、炸、烤、烙製作的食品。

5. 蛋、乳類食品類中，能增加營養，均可食用，但也以適量為宜，多用則有可能會加重腹脹或增加消化吸收的負擔，應該慎重對待。

6. 禁煙酒，可多進淡茶類飲料。

十四、眩 暈

眩暈是指眼花、頭暈的一組症狀，常同時出現，見於梅尼埃病、動脈硬化、高血壓、貧血、神經衰弱、頸椎病或某些腦部疾患。按中醫分析可以分為四類：

①肝陽亢盛：舌質紅（彩圖110），兼頭痛且脹、急躁易怒、口苦脇痛、少寐多夢等；

②痰濁中阻：舌苔膩（見彩圖111），兼頭重如裹、胸脘痞悶、嘔噁痰涎等；

③腎虛虧損：舌苔少（彩圖112），兼腰酸腿軟、遺精、耳鳴等；

④氣血兩虛：舌質淡、舌體胖或有齒印，多兼神疲懶言、心悸氣短、面色無華等。

【飲食原則】

1. 辛辣刺激食物均屬禁忌，油膩難消化的食物會助濕生痰，助火增眩，故應以清淡的飲食為宜。

2. 飲食應選用那些有利於保持二便通暢的品種。

3. 肝陽亢盛者，應多選寒涼清淡的食品；痰濁中阻者，應食化痰利濕的食品；腎虛虧損，氣血不足者應多選補益氣血、脾腎的食物。

4. 在急性期內，每日食鹽控制在 2 克以內，食糖也不宜用得太多。

【膳食宜忌】

1. 穀物、豆、薯類中，有部分美尼爾氏病患者對小麥粉、玉米、花生、黃豆及其製品過敏，如果已經證明對這些食品不過敏，則一般均可選用。

肝陽亢盛者宜選綠豆、大紅豆煮湯或粥，脾腎虛衰者可用黃豆、白扁豆、黑豆等。有研究證明，紅豆、綠豆、蠶豆、豇豆、扁豆等豆類，不但有豐富的蛋白質、礦物質，還富含煙酸，它可以擴張末梢血管，從而加快血流，從而有利於水腫的消退，故只要消化功能正常，且無明顯腹脹的眩暈病人，都可選用。

2. 蔬菜類中，陽亢者除應忌韭菜、生薑、蔥蒜、辣椒等溫熱品種外，一般並無禁忌。芹菜能平肝清熱，其他如薺菜、蕹菜、莧菜、茄子、茭白、黃瓜、冬瓜等均適合於肝陽亢盛或痰濁中阻者；南瓜、芋艿、蘑菇、甘薯、山藥等適用於虛證患者。

3. 水果類中，陽亢者不食荔枝、龍眼、櫻桃、桃子等溫性水果，其他均無特別禁忌。芒果有一定的止嘔、止暈作用，在急性期可以減輕症狀。

4. 畜禽魚肉類中，肝陽亢盛、痰濁中阻患者不宜多用；而虛證患者在不用肥膩部分，且剁碎煮爛的情況下，

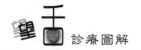

可以適當選用。

5. 蛋、乳類中，有部分人對蛋類、牛乳過敏，應該加以注意：急性期少用或不用，慢性或虛證患者可以適量進食以增強體質。

6. 煙酒飲料類中，忌煙禁酒及咖啡、紅茶，不喝或少喝含有咖啡因（如可口可樂、百事可樂等）的飲料，可多飲綠茶或加菊花、茉莉花一同泡飲，以清頭目。飲料中含糖量也不宜過多。

7. 調味品類中，飲食以清淡為主，不宜多用氣味濃郁的各種調味品。

十五、貧 血

貧血是一個症狀，引起貧血的原因很多，不外乎耗傷過多和生化不足兩類。中醫認為：血的化生與脾腎功能有關，貧血日久臟腑失養而發生虛虛，並有可能會發生出血、感染等情況。貧血時表現為舌質淡。

【飲食原則】

1. 不論是何種原因引起的貧血，從食物中增補血液生化之源是十分重要的。

2. 貧血患者的脾胃受納功能一般有限，因此，選擇食物必須以少而精為原則，並要用適當的調味和烹調方法來增進食慾和暢通腸胃，以保證營養的充分消化和吸收。

3. 與血液有一定淵源關係的動物肝臟、骨髓、血（如豬血、雞血、鴨血）等可以經常選用。

4. 有補血養血作用的食品，如大棗、桂圓等可以常用；紅糖、赤砂糖也有益於補血，要多用。

【膳食宜忌】

1. 穀物、豆、薯類中，一般都可選用。因為患者脾胃功能受限，所以，烹調方法以煮粥或軟食方式為宜。

2. 蔬菜類中，可以適量進食，但其所含纖維素較多，而蛋白及其他營養成分比葷腥食物要少，因此，蔬菜只是作為配角出現在菜餚之中，不能成為主角，以素食為主的飲食對貧血的恢復是不利的。

3. 水果類中，適量的水果是必要的，應吃不同種類的水果，以保證有各種營養素得到補充。

4. 畜禽魚肉類中，應該成為菜餚的主要組成部分，為保證能夠充分的消化吸收，易造成肥膩黏滯的肥膩腥臊部分應該去除，烹調可用剁燉熬煮等方法，製成容易被消化的美味佳餚。

5. 蛋、乳類中，因有豐富的營養成分，應該盡量多地加以採用。

6. 煙酒飲料類中，煙酒應受限制，濃茶會影響鐵的吸收，即使喝淡茶也不要在飯後。咖啡對貧血患者也不相宜。

7. 調味品類中，無特別的禁忌。

十六、出 血

各種疾病引起的出血的症狀各異，原因也可能不同，

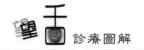

但從中醫的分析來看，大致可以分為虛實兩類。虛證多由脾虛或氣虛而無以統血所致，多見面色無華、倦怠無力、舌質淡等；也有因陰虛內熱而致，可見潮熱盜汗、顴紅口乾、舌質紅、舌苔少或光。

【飲食原則】

1. 急性期或大量出血階段，尤其是消化道出血患者應該暫時禁食，待出血停止24小時後再逐步試進少量流質飲食，要密切觀察有無再出血情況，如果病情穩定，可以增加流質量或漸改成半流質飲食，再過渡到軟食、正常飲食。

2. 按「血熱則行、血寒則凝」的原則，出血者，特別是急性期應該選用食性屬寒涼的食物。無明顯熱象的虛證患者飲食的食性可以偏涼或平性為宜，忌用溫性食品，即使有陽虛症狀，也應在出血停止後再慎重考慮。

3. 非消化道出血患者，在出血階段仍可進食，但在出血較多時，應考慮以止血為主，出血少或逐漸停止時，可以考慮選用益氣健脾類食品。

4. 造成出血的疾病很多，所以，在遵循以上原則的同時，還應根據原發疾病的不同而加以考慮，如咯血要參照咳嗽或肺炎、支氣管擴張等不同疾病欄目的內容；吐血、便血也應參照消化系統的不同疾病欄目的內容進行綜合考慮。

5. 禁忌選用辛辣香燥的食品和調料。

【膳食宜忌】

1. 穀物、豆、薯類中，無特別禁忌，尤其是消化道出

血患者，應取少量並以流質或半流質飲食形式進食，盡量避免採用易引起胃腸道脹氣的豆薯類食品。

2. 蔬菜類中，出血期間本來就是進食很少，蔬菜由於纖維素較多，所以一般較少採用，如果從增加維生素的角度考慮，也可採用榨汁或剁細後摻入半流質或軟食中進食，品種也應選用食性偏涼的如薺菜等。也有用蘿菜 500克，煎湯去渣濃縮到 150 毫升後加冰糖或蜂蜜少許，放涼後頓服，用於便血患者。百合有利於肺熱咯血患者，可用鮮百合榨汁飲用。

3. 水果類中，水果食性大多屬涼，有利於止血可以選用，特別是鮮藕、荸薺、木耳、生梨、楊桃等；而荔枝、桂圓等溫熱屬性水果則忌用。出血少或出血漸止的患者需健脾益氣時，可考慮用花生、大棗等煮粥或熬湯汁進食。慢性便血年久不癒者可用炒柿餅（將柿餅用濕紙包好，放在炒熱的灶心土內炒至紙發黃，也可放在微波爐內用低、中檔轉數次，每次 2 分鐘）。

4. 畜禽海鮮類中，急性期少用或不用，恢復期可以清淡、易消化的方式選用。用黃酒清燉鰻魚，熟後加少量食鹽，蘸醋食用可治便血。

5. 蛋、乳類中，特別是消化道出血患者，少量出血時，以牛奶為主要食品，能中和胃酸，有利於止血。半流質飲食中，蛋羹是一種很好的選擇。

6. 煙酒飲料類中，煙酒忌用，也不宜大量飲水、茶或咖啡等飲料。

7. 調味品類中，盡量少用，尤其是辛辣香烈的胡椒、辣椒、蔥、蒜等調料。

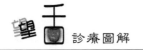

十七、濕 疹

濕疹與過敏體質有關，可見皮膚潮紅，出現丘疹、水疱或膿疱，有滲出傾向，糜爛、結痂、鱗屑、苔蘚樣變，瘙癢劇烈。從中醫分析，按急性、亞急性、慢性的不同表現，常與濕熱（舌苔膩或呈現黃色）、脾虛（舌質淡、舌苔薄）、血虛風燥（舌質色淡或暗）有關。

【飲食原則】

1. 不論何種類型的濕疹，皆由濕熱引起，所以，應選用食性偏涼而具有利濕功能的食品。

2. 飲食以清淡為宜，油膩肥甘食物會助濕生熱而加重病情，應盡量避免。

3. 各類辛辣刺激的食物及魚腥海味等發物，常會導致病情加重或復發，應少用或不用。平時應注意觀察，患者對何種食物過敏，如果能確認某種食物會促進發病或加重病情，就要盡量避免接觸。

4. 如果患者同時存在脾虛、血虛的情況，應多選擇健脾、養血生血之品。

【膳食宜忌】

1. 穀物、豆、薯類中，一般都可以選用，其中薏苡仁清熱利水，綠豆、紅豆清熱解毒，更為適宜。

2. 蔬菜類中，除辣椒、生薑、韭菜、蔥、蒜等溫熱且有刺激作用的品種以及竹筍、萵苣、蘑菇、雪裏蕻、薺

菜、茄子不宜選用外，其他都可採用。莧菜清熱利水，慈菇、黃瓜、冬瓜、茭白清熱利濕，絲瓜、鮮藕涼血解毒，應盡量選用。

3. 水果類中，清熱利濕的品種很多，尤其是西瓜，是十分理想的選擇，梨子、蘋果、枇杷、橘子、柑子、柳橙、柿子、草莓等都可選用；但要少吃或不吃荔枝、桂圓、鳳梨等。

4. 畜禽海鮮類中，除海味魚腥（尤其是黃魚、帶魚、鱅魚、蚌蜆、海蜇、淡菜）及某些易發生過敏的食品應忌食外，一般都能採用，比較適宜的有：泥鰍、鯽魚、甲魚、蛙肉、蛇肉、黃鱔、鯇魚、鰱魚、鴨肉、鴿肉、鵪鶉肉和瘦豬肉。當然，雞鴨魚肉中的肥膩部分應盡量剔除，以免助濕生熱。有人認為黃牛肉、羊肉、狗肉性溫，亦不宜多食。

5. 蛋、乳類食品中，只要不發生過敏，均可選用。

6. 煙、酒類中，助濕生熱，均應戒避，盡量不喝咖啡、濃茶。

7. 調味品類中，使用也應有所注意，因為濕疹病人的飲食以清淡為宜，所以調味品應盡量少用，尤其是花椒、胡椒、芥末、茴香、桂皮等都以不用為好；烹調中盡量少用料酒、酒糟、酒釀等輔助用料。

8. 嬰幼兒濕疹俗稱「奶癬」，特別是人工餵養的幼兒，長期以牛乳為主食，血液中不飽和脂肪酸含量降低更易誘發濕疹，因此，哺乳期婦女在保證營養的同時，應常用含有不飽和脂肪酸的植物油（豆油、麻油、玉米油等）烹調的食物，飲食應以清淡、低鹽為主，並忌用辛辣肥甘

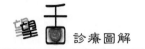

和「發物（黃魚、竹筍、蝦、蟹、鵝）」等；幼兒吃的牛乳應多煮沸幾次，使牛乳中的清蛋白變性，以減少致敏作用；吃雞蛋時，最好將蛋黃外的一層薄膜去掉，因其含有易引起過敏的卵類黏蛋白。

十八、痤 瘡

痤瘡多發於青春期男女，血熱偏盛，又好肥甘辛辣而使濕熱結於胃腸，阻於肌膚而成；國外研究發現，痤瘡發生除與內分泌失調有關外，使用微量元素鋅和維生素治療均有明顯療效。

【飲食原則】

1. 食物應選用食性偏涼，並具有清血熱、肺熱、胃腸之熱的食物為宜。

2. 食物以清淡為宜，肥膩辛辣及煎炸炙煿之物可助熱生火，應忌用。

3. 多飲水及多進食纖維素含量高的食物，以保持大便的通暢，有利於熱從大小便中排出。

4. 多選用富含微量元素鋅及維生素的食品。

【膳食宜忌】

1. 穀物、豆薯類中，大多可選用，大麥、小米、綠豆食性偏涼，有助於清熱毒，可以盡量多用一些。

2. 蔬菜類中，除食性偏溫的蔥、薑、韭、蒜、辣椒等品種外，都可選用，油菜、菠菜、莧菜、蘿菜、慈姑、黃

瓜、絲瓜、冬瓜、茄子、菱、藕、茭白等更為相宜。

3. 水果類中，一般都可用，尤其是西瓜、桃、李、鳳梨、荸薺等更有助於清熱毒，潤腸通便利水。乾果方面，除栗子、核桃、桂圓食性偏溫外，其他都可選用，花生、瓜子等食性偏燥，不宜多吃。

4. 畜禽海鮮類中，在病盛期少食肥膩，以免助長濕熱要少食外，瘦肉部分不受限制。海味魚腥在病盛期要少食外，還應盡量避免進食「發物」。

5. 蛋、乳類中，可以適量選用。

6. 煙酒茶類中，不宜抽煙，酒能助濕生熱，也應忌喝；綠茶有利於清熱利水，宜多喝，但濃茶有刺激性，所以不相宜；咖啡也不相宜。

7. 調味品類中，應少用，尤其是花椒、芥末、胡椒、茴香之類宜少用或不用。

8. 不宜多食砂糖、糖精、巧克力、味精、泡麵。

9. 富含微量元素鋅和維生素 B 群（尤其是 B_2、B_3、B_5、B_6）的食物有：牛奶、瘦肉、蛋黃、動物肝腎、牡蠣、沙丁魚、核桃、榛子、胡蘿蔔、馬鈴薯、小麥、黃豆、大米、小米、蕎麥、大豆、扁豆及各種新鮮綠葉蔬菜及水果（香蕉、漿果）。

10. 攝入太多的碘，可以加重病情，所以，每天不能超過 0.5～1 克，少吃加碘鹽、紫菜、海帶、蝦子及有貝殼類的海鮮。

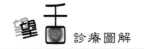

十九、蕁麻疹

蕁麻疹俗稱「風疹塊」，因腸胃素有濕熱，復感風邪，風濕相湊，鬱於皮膚而成，常由進食魚腥蝦蟹（包括高粱、糯米、小麥、黃豆、紅薯、薏苡仁、馬鈴薯、大蒜、竹筍、柑橘、鳳梨、腥蝦蟹（包括高粱、糯米、小麥、黃豆、紅牛肉、羊肉、動物肝臟及腎臟、豬頭肉、魚、蝦、蟹、鮮牛奶、酸牛奶、奶酪、蛋類、巧克力等）或藥物誘發。

【飲食原則】

1. 如由進食某種食物或藥物誘發，以後則應盡量避免再進食同類食品或藥品。

2. 蕁麻疹如遇寒而發，則屬風寒；遇熱而發，則為風熱。選用食物應按「熱者寒之，寒者熱之」的原則加以選擇。

3. 如由腸內寄生蟲引起，或可先用具有驅蟲效果的食物進行驅蟲，也可直接用藥物驅蟲。

4. 如同時兼有氣血不足等情況，應增加益氣養血之品或中藥治療，以減少復發的可能。

5. 飲食的溫度均不宜過涼或過熱，尤其是平時怕冷物者，不宜吃涼拌菜或喝涼飲料。

【膳食宜忌】

1. 穀物、豆薯類中，蕁麻疹屬風寒者宜用粳米、秈

米、高粱、黃豆、扁豆等；屬風熱者宜選大麥、小麥、薏苡仁、綠豆等；消化功能不好、舌苔黃膩、腹部脹氣或大便不暢者，應少用糯米、黃豆、薯類等；蕎麥、大麥、芋頭等有下氣寬腸作用而較為相宜。

2. 蔬菜類中，屬風寒者可以多選用食性偏溫熱或平性的生薑、南瓜、蔥、蒜、辣椒、香菜等；屬風熱者可選食性屬寒涼或平性的黃瓜、冬瓜、芹菜、木耳、絲瓜、黃花菜等。

3. 水果類中，與蔬菜的原則一樣，屬風寒的宜選桃子、櫻桃、栗子、核桃；屬內熱的可選梨子、蘋果、葡萄、山楂、奇異果、香蕉、柿子等。

4. 畜禽海鮮類中，急性發作期，如果對誘發物尚不能肯定時，應盡量素食，以防病情加重。慢性患者，尤其是有氣血不足情況的，可進食一些補益氣血的食物，其中以瘦肉、蛇肉、黃鱔、甲魚等最為適宜，但應注意：目前市場上有餵食雌激素催長的黃鱔、甲魚，吃後會使病情出現反覆。

5. 蛋、乳類中，會引起過敏而出現蕁麻疹的食品有很多，有一部分人對蛋類、鮮牛奶、酸牛奶、奶酪過敏，所以，必須弄明白蕁麻疹的發生是否與此類蛋乳品有關，如屬無關，則可少量選用。

6. 調味品類中，屬風寒者可用豆豉、胡椒、花椒、芥末等，料酒可少量用；風熱者盡量少用調味品。

7. 煙酒、咖啡、濃茶均屬不宜。

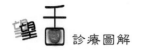

二十、疔、癤、癰、丹毒

疔（疔瘡）、癤（癤腫）是一個毛囊及其所屬皮脂腺，癰（癰瘡）是多個相鄰毛囊及皮脂腺，由金黃色葡萄球菌引起的急性化膿性感染。

疔瘡是指發生於面部的癤腫，癤腫還好發於頸、臂、臀部；癰好發於頸後及腰背部等皮膚粗糙的地方。

丹毒是由溶血性鏈球菌從皮膚、黏膜或微小傷口侵入淋巴管系統而引發的炎症。發病大多是由於體質虛弱，感染了四時不正的火熱之邪，或是過食膏粱厚味、醇酒辛辣炙煿，導致濕熱火毒內生、邪熱蘊聚肌膚，使氣血凝滯、經絡不通，局部紅、腫、熱、痛，全身出現發熱、畏寒，乃至中毒徵象。

【飲食原則】

1. 因是屬於濕熱火毒所致病症，所以，飲食應多選擇清熱解毒、涼血類食品，這大多是偏於寒涼食性或平性的食物。

2. 食物應忌辛辣、燥熱食性的食物，以免食後生熱化火，使火熱毒邪更熾，病勢更甚。同樣道理，應該忌食一切發物。

3. 飲食宜清淡，忌油膩，尤其不能因多食而增加消化系統負擔。特別是有發熱的病人，各種消化酶的分泌減少會使消化功能受到影響。食物的烹調可以多用湯、粥、軟食等細軟可口，容易消化的形式，忌用油炸煎製的食品。

4. 保持大小便的通暢，這有利於熱的消退及毒的排出。

5. 發熱病人可以適量地多飲些白開水、茶水或菜湯。尤其是丹毒病人在急性期內應吃半流質飲食，多喝水，多吃鹼性食物，以有利於對抗溶血性鏈球菌對身體的侵害。

6. 也可以多吃一些富含煙酸和微量元素鋅的食物，以促進皮膚血液流暢，改善皮脂分泌，從而防止金黃色葡萄球菌的滋生和蔓延。

【膳食宜忌】

1. 穀物、豆薯類中，一般均可食用，其中小麥粉、小米、薏苡仁、綠豆、大紅豆、蕎麥粉、莜麥、高粱等最為相宜。癰瘡可多選紅薯，疔瘡宜多吃陳小麥粉。

2. 蔬菜類中，除韭菜、辣椒、生薑、洋蔥、大蒜等幾種食性屬溫性的品種外，香椿頭、芥菜、榨菜也不宜用，其他蔬菜一般都可以選用，即使是蔥、薑，如在烹調時取少量用於解腥，不屬禁忌。應多選用綠豆芽、小白菜、苦瓜、絲瓜、芋頭、番茄、胡蘿蔔、芹菜、黃瓜、馬齒莧、蘿蔔、茼蒿菜、鮮藕、荸薺、馬鈴薯、海帶、黑木耳、紫菜等。忌吃食用菌類，如蘑菇等。

3. 水果類中，一般都能起到疏利泄熱，生津解毒作用，只是荔枝、桂圓、大棗、櫻桃、杏子、石榴、甜橙、橘子、核桃、板栗應忌食。西瓜、草莓、葡萄、蘋果、生梨、柚子、柑子、鳳梨、檸檬、奇異果、枇杷等生食，榨汁等均宜；榛子、榧子、西瓜子、葵花子等乾果也適宜食用。

4. 畜禽海鮮類中，一般應忌食牛、羊、狗等溫性肥膩肉類，有鱗魚類、蝦、蟹及腥臊海味，老公雞肉、豬頭肉和羊肉等發物也屬禁忌。可選用瘦豬肉、鴿肉、鴨肉、兔肉、豬肝、母雞肉、泥鰍、鯽魚、刀魚、牡蠣肉、蚌肉、蛤蜊肉、田螺、海蜇、蜆肉等。疔瘡患者宜多選用泥鰍、羊肝、鴨肉；癰瘡病人宜多用豬蹄、章魚等。

5. 蛋、乳類中，內含豐富蛋白質成分，有補益作用，也不傷脾胃，只要用量適當，都可以選用，雞鴨蛋、牛奶等都很適合，尤其是疔瘡病人可多用鴨蛋。糖果、蜂蜜、紅糖、白糖及甜點心等均不宜選用。

6. 煙酒類中，要嚴格禁止，尤其是酒性助熱，不宜貪杯。茶有泄熱利尿作用，可多飲，但濃茶也不太相宜；咖啡、可樂類飲料也不宜飲用。建議多飲金銀花茶、菊花茶。

7. 調味品類中，應少用，尤其是辛辣溫燥的花椒、芥末、胡椒、茴香、桂皮之類不要用。

二十一、原發性高血壓

原發性高血壓發病原因尚未明瞭，可能與遺傳、體質類型有一定的關係。

不少人還發現，高熱量、高脂、高鹽、低鈣、低鎂、低鉀等不良飲食習慣會對疾病的治療與控制產生不良影響。因此，高血壓病人在堅持正規藥物治療的同時，不能忽略飲食的合理調配。

【飲食原則】

1. 節制飲食。飲食應定時定量，尤其不能暴飲暴食，在保證一定熱量的前提下，合理調配葷、素食的比例，攝取各種必要的維生素和營養成分。盡量多選用一些熱量低、纖維素含量多的食品。

2. 忌油膩。過多的油膩食物，使血液中膽固醇、甘油三酯增加，特別是低密度脂蛋白沉積於血管壁，會加快動脈硬化而不利於原發性高血壓的控制。

高血壓病人膳食中的脂肪應以植物油為主，動植物脂肪比例以 1：2 為宜，一價不飽和脂肪酸、多價不飽和脂肪酸及脂肪酸的比例應為 1：1：1。植物油中玉米油、花生油含亞麻酸、亞油酸等成分，可以使肝內膽固醇轉化為膽汁，促使膽固醇排泄。

3. 低鹽。食鹽中的鈉會增高血壓的原理雖然還未搞清楚，但是，調查已經證實：食鹽的攝入量與高血壓的發病率高低有一定的相關性，每日吃鹽 10 克的人群，高血壓發病率約 10%；攝入量增加 2 倍，高血壓發病率也會增加 2 倍。研究還發現，某些有家族史、遺傳素質的高血壓患者，其細胞膜上鈉鉀泵轉運的缺陷可以造成鈉積滯在細胞內，它將導致血管平滑肌收縮，使血管腔變窄，從而引起血壓升高。

低鹽膳食或服用利尿劑排出鈉鹽後，高血壓可以得到控制或減輕。高血壓病人每日鈉鹽的攝入量應限制在 3～5 克以下，重度高血壓病人每日應控制在 1～2 克。

4. 宜多食一些高鈣、高鎂、高鉀的食物。適量的鉀、

鈣、鎂有助於血壓的降低。奶製品中含鈣較多；果仁、黃豆、麩皮中含鎂較多；含鉀較多的食物有豆類、麥芽、番茄、香蕉等。

5. 適當多進食一些新鮮的蔬菜、瓜果，特別是富含維生素、微量元素、纖維素的食物，如芹菜、西瓜等，既可通暢胃腸道，又可使血管內的血流暢通，對高血壓的治療有很大的幫助。

6. 戒煙。煙中尼古丁能刺激心臟，使心跳加快；也促使腎上腺釋放兒茶酚胺，收縮血管而使血壓升高。吸一支煙可以使收縮壓上升 10～25 毫米汞柱、心率每分鐘增加 5～20 次。尼古丁還可促使鈣鹽、膽固醇等物質沉積在血管壁而加快動脈硬化的進程，所以，吸煙對高血壓病人是有百害而無一利的。

7. 少量喝低度酒，忌白酒。冬季或假日適量飲用少量啤酒、葡萄酒或黃酒，可以擴張血管，通血活脈，同時還有增進食慾、消除疲勞的作用。

還有研究表明，少量飲酒可以增加血液中高密度脂蛋白含量，同時還可阻止低密度脂蛋白、膽固醇在血管的沉著，對人體有益。但過量或長期飲酒，特別是酒精含量高的烈性酒，對人體有害，應禁止。

8. 飲茶益多害少。茶葉中含有的少量茶鹼、黃嘌呤有利尿作用，對高血壓有益；茶葉中所含維生素 C、維生素 P 等，對防止動脈硬化有益。但茶也不宜過濃，其所含茶鹼、咖啡因會引起興奮、心悸、不安、失眠，一般紅茶中所含咖啡因要多於綠茶，所以高血壓病人宜飲淡的綠茶。此外，因茶葉中所含的鞣酸會和藥物結合發生沉澱而失

效，所以，服高血壓藥物時忌用茶水送服。

9.原發性高血壓患者的發病原因不一樣，其臨床表現也不一致，按中醫辨證分析，大致可以分為以下幾型，其飲食宜忌也應按型而異。各型表現如下（讀者可以先看一下舌苔舌質的特徵，再結合其他症狀，根據自己的具體情況進行參考比對）：

①肝火上炎：舌質紅、舌苔乾燥或黃，並可見頭痛頭暈、口苦、面紅目赤、煩躁易怒、便秘尿赤；

②陰虛陽亢：舌質紅、舌苔少或黃，有眩暈、頭痛、耳鳴、腰膝酸軟、手足心熱、心煩失眠、急躁；

③氣陰兩虛：舌質紅、舌苔少或無，有頭痛、頭暈、腰酸耳鳴、氣短乏力、五心煩熱、心悸、多夢、夜尿頻多；

④陰陽兩虛：舌質淡、舌苔少，有頭暈、眼花、耳鳴腰酸、腿軟無力、心悸氣短、肢冷麻木、腹脹腹瀉、陽痿早泄；

⑤痰濁內蘊：舌質淡、舌體略胖、舌苔膩，並有頭脹如裹、眩暈目痛、胸膈滿悶、嘔噁痰涎。

【膳食宜忌】

1.穀物、豆、薯類中，玉米、燕麥、蕎麥、大豆、大麥、小米、紅薯等比較符合高鈣、高鎂、高鉀的要求，宜多選用。麩皮內含較多的鎂、鉀、鈣，所以麵粉應多用標準粉，多吃麩皮麵包。

主食製作不宜採用油煎、炸等方法，因為經加鹼和高溫煎炸後，非但食品中含油脂量太多，維生素 B_1 全部損

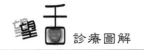

失，維生素 B₂ 和煙酸各損失一半。

　　2. 蔬菜類中，芹菜、薺菜、馬蘭頭、油菜、菠菜、莧菜、小白菜、洋白菜、韭菜、洋蔥、胡蘿蔔、大蒜、番茄、茄子、茭白、蘿蔔、空心菜、蘆筍、黃瓜、豌豆苗、花菜、捲心菜、馬鈴薯、茼蒿、萵苣、裙帶菜、香菇、木耳、金針菇、草菇、紫菜、海帶等，含有較多的鈣、鎂、鉀元素，適宜多食。辣椒及蔥薑少用。

　　一般高血壓病人可以常用：

　　①枸杞子 15 克，山楂 20 克，水煎後每日分數次飲服；②菊花 10 克，**蘆根 30 克**，水煎後，每日分數次飲服；③薺菜 100 克，豆腐 200 克做羹食用；④竹筍 250克，瘦豬肉 200 克，加水燉爛後，入蔥、薑、鹽等調味料後食用；⑤洋蔥有助於降壓，將洋蔥切成細絲，加 8 份水用火熬煮至剩下一半水量、顏色變成茶色時為止，代茶飲用；⑥胡蘿蔔含降低血壓的琥珀酸鉀鹽和降膽固醇的鈣果膠酸酯，洗淨後榨汁，每日飲用 200～400 毫升為宜；⑦番茄內所含番茄鹼（未成熟的含量更多）有降壓作用，每日早晚各吃 1 個，或榨汁服用均可，要連續服用，對於血壓的控制很有好處；⑧芹菜內含的甘露醇等有降壓作用，用鮮芹菜 60 克，切碎後與粳米 100 克，用炆火熬粥，早晚各吃 1 碗，堅持數月，必能見效。

　　其他方面還有：①高血壓眼底出血者，每日用馬蘭頭根 30 克，與中藥生地（先要用水浸透 12 小時）15 克一起水煎 1 小時以上，分 2 次服，連用 2 週以上；②高血壓伴耳鳴者，可將淡菜 10 克烘乾後研末，撒在切開的 1 個松花蛋上一起吃下，每晚 1 次，連用 1 週以上有效。

3. 水果類中，西瓜、甜瓜、香蕉、葡萄、蘋果、梨、山楂、橘子、荸薺、柿子、鳳梨、梅子等水果，花生、大棗、杏仁、瓜子、芝麻醬等乾果食品都含有較豐富的鈣、鎂、鉀，適宜高血壓病人食用。

4. 畜禽海鮮類中，如按低脂、高蛋白的要求，豬肉的精瘦部分、鴨肉、兔肉及各種魚類都可選用。淡菜、海參、海蜇因是低脂，高蛋白，故也可經常採用。蝦皮因含有較多的鈣、鎂、鉀，可適當選用。海蜇含有豐富的碘，通過擴張血管，減慢心率而起到降壓效果，對防止動脈硬化也有好處。狗肉、雞肉性溫，尤其是狗肉易助熱動火，不宜食用。豬肥肉、動物內臟（尤其是腦、肝）、羊肉、蟹黃、蛤蜊及牛羊骨髓等因含有較多脂肪、膽固醇和熱量，不宜選食。

5. 蛋、乳類中，雞、鴨等蛋類食品，每日進食不宜超過 2 個，鴨蛋（尤其是蛋黃）含膽固醇量極高，心血管病患者不宜用，如果純用蛋白部分，則不受限。牛奶製品，宜用低脂或脫脂鮮奶，酸奶也可飲用；蜂蜜可適量食用。

有人製作醋蛋來幫助降壓，因蛋殼中的鈣在醋酸中溶解後與氨基酸結合成膠質鈣，很容易在腸道中被人體吸收，鈣可以協助血壓的降低，所以有利於降壓。

醋蛋做法：生雞蛋洗淨後，加入醋 150 毫升，浸 3 天後已經溶解，只剩蛋黃膜包著蛋黃，用筷子將蛋黃攪拌後使其也溶於醋中，放隔 2～3 小時後即成。

每天早晨服用 30 毫升，也可加入少許蜂蜜，1 個雞蛋約可服食 5 天，連用數月，可以見效。

6. 煙酒飲料類中，烈酒、香煙要禁，咖啡也屬禁用之

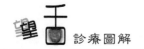

列，多喝淡綠茶，少用紅茶。

7. 調味品類中，與鹽分或刺激性調料有關的鹹菜、腌泡菜、薰製的臘肉、黃泥螺、鹹蟹等食品也要不吃或盡量少吃。胡椒粉可引起血壓升高，不宜使用，而五香粉、咖喱粉等調味料一般不會升高血壓，在低鹽飲食的製備中，可以用它們來調節口味，增進食慾，對高血壓（除中醫辨證為肝火上炎、陽亢證型外）病人無害。

8. 不同證型的原發性高血壓患者的飲食宜忌應與各證型的治療原則相一致：

①肝火上炎型應該清熱降火、平肝潛陽。應該盡量少食溫、熱食性的食物，多取涼性或平性食物。例如，食用甘菊粥就很適合。取甘菊新鮮嫩芽或幼苗15～30克，與粳米60克、適量冰糖共煮成粥，早晚餐服食；

②陰虛陽亢型應該滋陰平肝。可多用平性或涼性的食物。如可以選用芹菜汁（鮮芹菜250克切碎，用沸水燙2分鐘，再用紗布包絞汁）或芹菜苦瓜飲（鮮芹菜500克，苦瓜60克，共煮成湯飲用），加適量冰糖後，用開水沖服，每日1劑，連用數日，可以見效；

③氣陰兩虛型應該益氣養陰潛陽。食物應忌溫熱食性的品種，宜多選用平性或涼性有補益作用的食物；

④陰陽兩虛型應該養陰潛陽。選用的食物與氣陰兩虛型相似；

⑤痰濁內蘊型的治則是：清熱化痰、健脾化濕。少用滋膩厚味的食品。多選有利尿、清熱、化痰的食物，例如可將車前子15克用布包水煎後去渣，加粳米60克煮粥，另取玉米粉適量用冷水調溶，再加入粥內煮熟，每日早晚食

用，可以有利於血壓的控制。

二十二、高血脂症

高血脂症表現為血液中膽固醇、甘油三酯或低密度脂蛋白膽固醇中有一項或一項以上高於正常值，或高密度脂蛋白膽固醇低於正常值。血脂增高與遺傳、體質等有關，但飲食攝取不當也是一個極其重要的原因，因此，從飲食著手，進行合理的選擇和調配，對於血脂過高的防治是十分關鍵的一項措施。但也不能控制過分，血脂過低會造成脾氣暴躁，使血壓升高而易發生腦出血。

【飲食原則】

1. 限制食物的總熱量，控制體重。每日總熱量控制在10000 千焦以下，主食在 400 克以下。對於甘油三酯高於正常值或體重超標的病人更為重要。簡單的標準體重估測方法是：男性按身高（公分）–105（公斤）；女性按身高（公分）–107.7（公斤）計算，凡超過 10%為超重。每人每天基本攝入熱量的標準是 105～126（千焦）。食物總熱量的控制方法請參見糖尿病一節的相關內容。

2. 避免進食過飽或過饑，膳食宜平衡，堅持適量的運動鍛鍊。

3. 限制脂肪的攝入，脂肪產熱占總熱量的 30%以下，飽和脂肪酸占總熱量的 10%以下；膽固醇每日在 300 毫克以下。烹調宜用植物油。

4. 多選含有優質蛋白的食物，如牛乳、雞蛋白等；也

適宜多吃含植物蛋白的食品，如大豆製品的蛋白質、花生蛋白。

5. 多選含有豐富維生素、煙酸、微量元素的食物，但對於鐵的補充問題，除非體內缺鐵，一般不宜補鐵，因為血清鐵蛋白濃度高的人，患心臟病的危險要比血清鐵蛋白正常者高 2 倍。

6. 多選富含膳食纖維的食物。

7. 盡量減少甜食和咖啡。應忌食蔗糖和果糖，盡量少吃甜點食品。

8. 戒煙酒。

9. 適當飲茶。

【膳食宜忌】

1. 穀物、豆、薯類中，除常用的大米、小麥外，還可以吃一些小米、玉米、蕎麥、燕麥的製品。已經證明，燕麥、蕎麥有明顯降低血清膽固醇的作用，小米也有一定作用，玉米和大米作用極小，小麥麵粉則無作用。大麥煮湯，湯內含可溶性纖維質的量很多，能降低血清膽固醇。豆類之中，黃豆、綠豆、鷹嘴豆都有降低膽固醇的作用，大豆含有豆固醇，與穀固醇一樣，都是植物固醇，人體不僅不能吸收，它還能抑制腸腔內的膽固醇水解，從而減少血中膽固醇的濃度。魔芋也有降低膽固醇的作用，但魔芋塊莖需經石灰水漂煮後方可食用，否則有毒。

2. 蔬菜類中，旱芹菜、豌豆苗、菜花、黃瓜、紫茄子、洋蔥、大蒜、薑及蕈類中的香菇、花菇、口蘑等都有降低膽固醇的作用。大蒜和洋蔥可使血清膽固醇減少，全

血凝血時間明顯延長。它們可以防止α-脂蛋白下降，α-脂蛋白是一種運載膽固醇的蛋白質，它把動脈內壁的膽固醇帶走，送到肝臟加工處理，α-脂蛋白就像清潔工一樣，把血管內壁的膽固醇及時清掃掉。多食蘿蔔、蘆筍、竹筍、黑木耳、豆芽對高血脂的人也有利。

海藻類的海帶、紫菜、苔條等也有較好的降低膽固醇黏作用。南瓜含有多量果膠，能延緩人體對脂質的吸收，在腸內與過剩的膽固醇黏結在一起而降低了血液中膽固醇含量。多吃黃豆製成的豆腐、豆漿、豆芽或直接吃煮黃豆，如每日吃 50 克，或每個月吃 1000 克以上，就有明顯的降低膽固醇作用，1～3 個月後有顯效。

3. 果品類中，奇異果、刺梨、橘子、山楂、生大棗有降低膽固醇作用；蘋果含有半纖維素，也有降低膽固醇作用。芝麻含有 60% 以上的不飽和脂肪酸和多量維生素 E，有利於降低血脂。用米醋泡花生，泡 5 日後起每天早上吃 15 粒，有降血脂作用。

4. 畜禽魚肉類中，富含優質蛋白、含脂肪、膽固醇又少的動物性食物有：兔肉、鴿肉、野雞肉、鯽魚、鯉魚、墨魚、青魚、黃鱔、泥鰍、蛤蜊、蚌肉、田螺、甲魚、海參、淡菜等；其次是瘦豬肉、牛肉。忌食牛羊骨髓、動物內臟（尤其是腦、肝、腎）及肉。忌食鴨蛋、鵝蛋、鵪鶉蛋（尤其是蛋黃）及蝦子、鰻鱺。

5. 蛋、乳、油脂類中，雞蛋白、牛乳為優質蛋白，可多選用，牛奶中含有一種「牛奶因子」可降膽固醇，酸乳中含量更多，且其蛋白更易消化吸收，故推薦飲用。富含不飽和脂肪酸的有麻油（含 60%）、花生油（含 80% 以

上）、橄欖油（含80%以上）；富含亞油酸的有葵花子油、玉米油、紅花油，玉米油含大量不飽和脂肪酸，能清除體內多餘的膽固醇，可預防動脈硬化。一般炒菜選購色拉油或調和油為好。經常攝取不飽和脂肪酸的人，最好每日再另外補充0.1克維生素E。花粉和蜂王漿也有降低血清膽固醇的作用。

6. 煙酒飲料類中，烏龍茶、雲南的沱茶、廣西山綠茶均有明顯降低膽固醇的作用，而一般的綠茶也有一些作用，但花茶沒有這方面的作用。

7. 調味品類中，無特別的宜忌規定。

二十三、動脈硬化、冠心病

大、中動脈管壁內沉積大量的膽固醇導致動脈硬化，特別是累及到心、腦、腎等重要臟器的動脈後，會使相應臟器血供減少，從而引發心絞痛、心肌梗塞、腦血管意外、腦萎縮、下肢壞死等。

冠心病是心臟的冠狀動脈粥樣硬化所致的心臟病，經調查，動脈粥樣硬化的發生除與遺傳、精神緊張有一定關係外，飲食不當（特別是高脂肪飲食）也是發病的重要原因之一。要防治動脈硬化，特別是在家屬中有多人發病的，必須從小就開始注意膳食的合理調配，這樣就可以預防在成年後心臟病的發生。

【飲食原則】

動脈硬化、冠心病患者往往也有或曾經有高血脂症存

在，所以，他們的飲食宜忌也應參照相關內容，在此就不再重複，但還需要補充說明如下幾點：

1. 要控制總熱量的攝入。平常人 10000 千焦，冠心病人 8360 千焦，主食 350～400 克；脂肪量少於總熱量的 30%，飽和脂肪酸少於總熱量 10%，膽固醇少於每日 300 毫克；控制膳食中能引起血壓升高的物質；增加膳食纖維。

2. 飲食總的原則是忌暴飲暴食，忌高脂肪、高膽固醇和單糖含量高的食物，忌含鹽分多的鹹食；忌菜子油；忌煙酒。宜多用蛋白尤其是植物蛋白、水產海味、新鮮蔬菜、水果及含高纖維素的食物。

3. 冠心病人應禁吃刺激性和脹氣食物。濃茶、咖啡、辣椒、咖喱等刺激性食物，都會加重心臟病變；少吃脹氣的馬鈴薯、白薯等；特別要嚴格禁忌煙酒（紅葡萄酒除外）。

【膳食宜忌】

1. 適宜多選的食物有：①含有植物蛋白的食物，如大豆、黃豆或豆製品之類的豆腐、豆漿、豆芽等；②富含維生素（C、B_1、E）的水果、蔬菜，人體缺乏維生素 C、維生素 B_1 易發生心肌梗塞；③富含高纖維素的食品，如芹菜、韭菜、香菇、豆渣等；④含有優良蛋白質和不飽和脂肪酸的水產海味（如鮑魚、海參、乾貝）；⑤適量補充一些含銅量高的食品，如鵝肝、牡蠣、蝦類、果仁、瘦肉等；如果體內銅缺乏，會使得一種金屬氧化酶合成發生障礙，從而影響心血管基質膠原和彈性蛋白的合成障礙，導致心血管及肌細胞粘連不緊，血管壁彈性減弱。但中國人

一般不缺銅；⑥適量補充一些含硒量高的食物，如蘑菇、洋蔥等；⑦多選富含鉀（如大豆）和葉酸（如酵母、綠葉蔬菜、水果等）的食物；⑧紫葡萄汁或紅葡萄酒。

2. 可隨意進食的食物有：①各種穀類，尤其是粗糧；②豆類製品；③蔬菜類，如大蔥、洋蔥、蘆筍、大蒜、蘿蔔、金花菜、綠豆芽、扁豆、水芹；④水產肉類，泥鰍、海帶、紫菜、馬肉、鴿肉、黃鱔、青魚、蛤蜊；⑤菌藻類，如香菇、黑木耳等；⑥各種瓜類，水果（如橘子、橄欖），茶葉。

3. 適當進食的食物：①瘦肉，包括瘦的豬、牛肉和家禽肉（去皮）；②魚類，包括多數河魚和海魚；③植物油，包括豆油、玉米油、花生油、麻油、魚油、橄欖油；④奶類，牛乳、酸奶，包括去脂乳及其製品；⑤雞蛋，包括蛋清、全蛋（每週2～3個以下）。

4. 少食或忌食的食物有：①動物脂肪，如豬油、黃油、羊腩油、雞油、肥肉（包括豬、牛、羊等肥肉）；②鵝肉、鴨蛋；③腦、骨髓、內臟、蛋黃、魚子；④軟體動物及貝殼類動物；⑤糖、酒、煙、巧克力等。大量飲酒能直接損害心肌和血管內壁，造成心肌代謝障礙，抑制脂蛋白脂肪酶，促使肝臟合成前β-脂蛋白，血中β-脂蛋白消失減慢，甘油三酯上升，促進動脈粥樣硬化形成；⑥菜子油或含菜子油的調和油。因為調查結果提示，有部分冠心病的發病與長期食用富含芥酸的菜子油有關，芥酸易誘發血管壁增厚及心肌脂肪沉澱等病變；⑦忌含鐵量高的食物（如豬肝、蛋黃、紅糖、慈姑、豌豆苗等），尤其是35歲以上的男性和絕經後的婦女，調查發現高鐵蛋白之人的心

臟病發生率是低鐵蛋白者的 2 倍。

　　5. 常用於動脈硬化、冠心病的菜餚推薦：田七燉鴿肉；雙耳湯（白、黑木耳加冰糖）；洋蔥炒肉片；陳皮兔丁；柏子仁燉豬心；2500 克鮮韭菜根搗爛取汁每日分 2 次服；山楂荷葉茶（山楂、荷葉各 15 克切細煮湯，每日 1劑，代茶飲）等。

二十四、心肌炎

　　心肌炎多由病毒、細菌、風濕等引起，最常見的病毒性心肌炎多是處於慢性或穩定期。無論是急性期或穩定期，飲食對於心肌炎病情的控制都有十分重要的影響。

【飲食原則】

　　急性發熱期間的飲食應該以容易消化的清淡食物為主，忌油膩和、鹽或刺激性的食品。不發熱或處於慢性、穩定期間，應該盡量多吃含有豐富維生素的新鮮蔬菜、水果及富含蛋白質的食品，以增強心肌對各種病毒的抵抗能力。

　　應該吃少鹽或低鹽食品，尤其是心功能不全者，每日攝入食鹽的量，應控制在 5 克以下。

　　從心肌炎的臨床表現來區分，可以分為氣陰兩虛（舌苔少或有剝脫，舌質淡或暗）、心脈淤阻（舌質紫暗，或有淤斑、淤點）、心陽虛損（舌苔薄，舌質淡）等幾個證型，飲食也應配合相應治療原則進行選擇，宜用益氣養陰、活血化淤、溫陽寧心等類食物。

【膳食宜忌】

1. 新鮮蔬菜和水果可以多選：小白菜、青菜、莧菜、油菜、菠菜、番茄、冬瓜、胡蘿蔔、山藥、蘋果、香蕉、山楂、橘子、桂圓、蓮子、棗子、柿子等。

2. 富含蛋白質的食品應多選用：牛肉、雞肉、鴨肉、各種河魚、河蝦、牛奶、酸奶等。

3. 心肌炎患者在急性和慢性期間都應忌用辛辣、有刺激性的食品和調料，如蔥、薑、蒜、辣椒、芥末等。

4. 心肌炎病人應忌食油炸煎烤類的油膩食品，如油條、肯德基的炸雞塊、漢堡、豬油菜飯等。

5. 急性期病人應該忌食腥膻的魚肉類的發物，如黃魚、帶魚、橡皮魚、黃鱔、桂魚、黑魚、蟹、羊肉等，鵝肉也不能吃。

6. 急性期發熱期邪熱毒盛時，可煮食蒲公英冰糖粥：鮮蒲公英 30 克，洗淨切細，加水煎取 200 毫升藥液，去渣後加入冰糖 25 克，粳米 50 克，再加水 500 毫升煮成稀粥，每日分 2 次服食。

7. 恢復期氣血不足，有心悸失眠者，可服食大紅豆桂圓大棗湯：紅豆 50 克，桂圓肉 15 克，大棗 10 枚，加少量水煮熟後，加少量冰糖。

8. 穩定期氣陰兩虛者，可用麥冬大棗粥：麥冬 10 克，大棗 5 枚，黃耆 30 克，冰糖 25 克，粳米 50 克，煮粥。

9. 穩定期心陽虛損者用生薑茯苓粥：先用生薑 15 克加水煎濃汁，茯苓 20 克研粉備用，取 100 克粳米煮粥至沸後，加入茯苓粉和薑汁，每日分 2 次服食。

10.穩定期心脈淤阻者宜食白糖桂花黑木耳羹：黑木耳6克，洗淨泡開後，加水用炆火煨爛，加入適量白糖和少量桂花。

11.穩定期有早搏者宜用冰糖蟲草血糯粥：將6克冬蟲夏草研成末備用，取50克血糯米，冰糖30克加水煮粥至熟後，加入蟲草末再同煮15分鐘，再燜5分鐘，每日分3次服食。

二十五、心律失常

心律失常的發生除與身體虧虛（久病或先天不足）有關外，各種外因及情志內傷也是發病的重要因素。臨床辨證大致可以分為心氣不足（舌質淡或暗）、心血不足（舌苔薄，舌質淡白）、心陽不振（舌質淡或暗）、陰虛火旺（舌苔少或剝，舌質紅絳）、痰濁陰滯（舌苔黏膩，舌質暗）、血脈淤阻（舌質青紫，或有淤斑、淤點）等類型，飲食的調配也應與其相適應。

【飲食原則】

心律失常多由不同原因引起，因此，對於心律失常病人的飲食調配，應該充分考慮到致病因素的特點，如果是由冠心病所致，食品配製就應該照顧到冠心病飲食的需要；對於非器質性因素，如由情志內傷所致，則應多選用一些有助於平衡心理壓力效果的食物（如富含維生素C）或有寧心安神作用的菜餚。

心律失常病人的飲食宜清淡、低鹽分、易消化；忌油

膩和辛辣刺激性的食物；禁煙酒。有水腫者應食低鹽或無鹽飲食。

飲食調配應該以增進食慾為目標，選取忌用食品以外的食物來調配美味而可口的菜餚，尤其是具有補氣血或溫陽滋陰作用的膳食，以增強體力。

結合臨床不同的證型，選用具有輔助益心氣、養心血、助心陽、滋陰瀉火、化痰逐飲、活血、寧心安神作用的食品。

【膳食宜忌】

1. 富含維生素 C 的蔬菜（如花菜、捲心菜、菠菜等）和新鮮水果（如奇異果、刺梨、橘子等）或將黑芝麻炒熟後研碎，加白糖沖調成糊進食。有助於平衡心理壓力，有寧心安神的作用。

2. 因冠心病或其他心肌病變引起的心律失常者適宜飲服沸茶，即是將沱茶或綠茶 5 克，加水 200 毫升，煮沸 5 分鐘，離火沉澱片刻，去渣空腹一次飲下，每日 1 次，連用 3 個月。但是，功能性心律失常病人應該少飲茶，忌飲濃茶和咖啡。

3. 忌辛辣刺激性食物，如胡椒、花椒、辣椒、茴香、丁香、蔥、薑、大蒜頭及煙酒。

4. 忌食甘厚肥膩食物：糯米、肥肉、羊肉、狗肉、甲魚、鰻魚、蟹、蚌肉、螺螄、豬油、油餅、油條。

5. 如心悸症狀明顯，並有胸部悶痛者，忌食大蒜、大棗、無花果、核桃仁、羊血和韭菜等。

6. 水果中應該忌食檳榔，過食檳榔可以加重呼吸急促

症狀，並出現嚴重心律失常或心肌梗塞。

7. 重症病人應採取少食多餐的方式進食，並以流質或半流質飲食為主，可以安排一些煨蓮子心、桂圓肉湯、豬心湯、雞汁、青菜湯等。

8. 心氣不足的心律失常者宜用黃耆人參粥：黃耆20 克加水煎汁去渣，再加入人參粉 6 克，粳米 50 克煮粥，每日分 2 次服食。

9. 心血不足的心律失常者宜吃乾烤玫瑰羊心：用乾玫瑰花 15 克，食鹽 50 克，加水 100 毫升煮 10 分鐘，冷卻備用。再取 500 克羊心洗淨切塊，穿在鐵烤籤上，蘸玫瑰鹽水後，在火上烤炙，至熟趁熱食用。

10. 氣陰兩虛的心律失常者宜飲甘麥大棗湯：小麥 60 克用水浸軟碾碎，大棗 12 枚洗淨後用水泡 0.5 小時，再同甘草 18 克一起加水 600 毫升，煮 1 小時後，吃棗喝湯。

11. 心血不足、心血淤阻的心律失常者宜吃三七豬心湯：取豬心 1 個，不要剖開，保留其內部的血液，加鮮三七 100 克，再加適量水和食鹽，燉熟後吃豬心喝湯。

12. 心陽不振的心律失常者宜用人參桂枝紅棗粥：人參 4 克，桂枝 6 克，大棗 10 枚，加水共煮成濃汁後去渣，加入粳米 100 克煮粥，加白糖適量後服食。

二十六、心力衰竭

心力衰竭（心衰）是由不同疾病造成心臟負荷過重或心肌損害，導致心臟功能不全，心臟不能維持足夠的排血，以致出現組織血流減少，肺循環或體循環發生淤血現

象。在心力衰竭的治療和護理之中，合理的飲食和營養安排也是一項十分重要的工作，做得好可以減輕症狀、縮短病程、促進康復，弄不好就會加重病情、增加病人的痛苦。

【飲食原則】

急性心力衰竭病情危重，大多只能進流質飲食；臨床上更常見的是慢性心力衰竭，病程長而遷延，病人消化道淤血明顯，全身血容量（對心臟的能力而言）又相對過多。所以，飲食既要考慮到疾病恢復的營養需求，但又不能加重胃腸和心臟負擔，為此，必須細緻而週到地做好膳食的安排。

1. 限制水和鈉鹽的攝入。對於衰弱的心臟而言，全身的血容量已經過多，再飲較多的水會增加血容量而加重心臟負擔，因此，心衰病人喝水要注意控制。但是，更重要的還是對鹽分攝入的控制。為了維持一定的滲透壓，鈉鹽在體內有吸附水分的作用，每克氯化鈉在體內可攜帶200～250毫升的水分，使全身血容量也相應增加。如果單純少喝水而不控制鹽是無效的，鹽分會使水分滯留在體內不能排出，加重心衰病情。

輕度心力衰竭病人每日控制在 3 克以下，重度心力衰竭病人應進無鹽飲食。鹽加到菜中，一般在 15 分鐘以後就會進入蔬菜或肌肉纖維之中，湯液中的鹹味就會減少。為了盡量滿足心衰病人的口味要求，要將每天少得可憐的鈉鹽用好，燒菜時先不加鹽，改在吃飯時再添加，早晨一般不用鹽，午、晚正餐用約 1.5 克細鹽直接拌至菜餚中，立

刻吃入口內的鹹度要比燒菜時放入的高得多。

2. 宜選用容易消化吸收的食物。心衰病人一般都有腹脹、噁心、嘔吐等症狀，這是由於肝臟、胃腸道淤血導致消化功能減弱所造成的。因此，心衰病人的飯菜應該選取容易被胃腸道消化吸收的食物，如牛奶、乳酪、藕粉、蛋花湯、大米粥、細爛的麵條、小餛飩或吃少量的麵包、清蛋糕、餅乾等。盡量少吃或不吃用發酵粉製作的糕點，以免加重胃腸道的脹氣。

3. 少食多餐。因上述的同樣道理，為減少胃腸道的負擔，病人每次進食量應減少，吃到七八分飽即可，每日吃4～5餐，用這種分散攝取的方式進食以減輕心臟的負擔。

4. 注意食物的多樣化，以保證營養的合理性。心衰病人進食不多，為保證營養素的全面、合理攝入，應該經常變換食物的種類和品種，以避免偏食而導致營養素攝入的失衡。

5. 應根據病因的不同而調配飲食。心衰可由不同的病因引發，故病人的飲食還必須結合原發病因的不同而進行調整。如貧血性心臟病引起的心衰，還應結合貧血的飲食宜忌特點進行飲食配置，應在容易消化吸收的食物中，盡量選用含鐵豐富的食物等。

【膳食宜忌】

1. 穀物豆類中，只要不是在急性期，大米、麵粉、小米、玉米、大豆等均可選用。用發酵粉製作的麵包、餅乾、蛋糕等可少量吃一點，不能多吃或常吃。桃酥或其他油炸食品（包括龍蝦片、薯條）也不宜食用。

2. 蔬菜類中，一般新鮮蔬菜均可選用，尤其是油菜、莧菜、菠菜、塌棵菜、番茄、胡蘿蔔、鮮蘑菇、竹筍、馬鈴薯、黑木耳等，當然，還應結合各人的體質不同來加以選擇。不能吃腌製的鹹菜、醬菜、酸菜、榨菜等。新鮮豆腐可少量吃一點，但豆腐乾、油豆腐、豆腐乳等不宜食用。

3. 各類水果類中，原則上都可以選用，而西瓜、梨、葡萄、柑、橘子、香蕉、蘋果、荸薺、杏仁、核桃、花生、桂圓、蓮子等更為適合。

4. 畜禽魚肉類中，雞、鴨、河魚、精瘦豬肉、動物心臟等適合選用。特別是有高血壓、高血脂的病人應該忌用含較多脂肪或膽固醇的食物。不能吃腌製的鹹魚、鹹肉、鹹蛋、肉鬆、香腸、火腿等。

5. 蛋、乳類中，牛乳、酸奶比較合適食用，雞蛋每日吃 1 個較為適宜。

6. 飲料類中，禁煙忌酒的原則應該執行，咖啡也不要喝。可多用淡的茶水、低甜度的果汁或飲品。飲料不宜過甜，其他食品也不能過甜，以免造成胃腸道脹氣而加重心臟負擔。

7. 調味品類中，因心衰病人長期用低鹽飲食，為增加其食慾，可適當加用醋、糖或少量的胡椒、咖喱等，但不宜多用辛辣的辣椒等；菜餚中可以加用蔥、薑等調製。但不能加用味精（谷氨酸鈉）。

8. 不能吃罐頭或瓶裝的食品，因為這些食品中大多加有防腐劑安息香酸鈉，這種鈉鹽也可以造成體內水的瀦留而加重心臟負擔。

二十七、單純性肥胖症

從病名就可以知道它的發生和防治與飲食密切相關，除了要注意飲食宜忌外，適量的運動也是十分重要的。而藥物治療只能作為一種輔助方式，手術治療更不宜大力提倡。

【飲食原則】

1. 要控制總的熱量攝入。輕度肥胖（超重 10% 以上）者不需要嚴格計算熱量，在適當減少脂肪及糖類的攝入的同時，增加體力活動及鍛鍊，使攝入的總熱量稍低於消耗量，以利於體重的減輕，要求每月減輕 0.5～1 公斤，逐漸達到正常標準，不需服藥。

中度肥胖（超重 20% 以上）者要嚴格限制飲食，每日熱量約在 5000 焦耳，要求每天負平衡 4200 焦耳，每週體重下降 0.5～1 公斤。對於重度肥胖（超重 30% 以上）至不能工作者，要求每日限制熱量在 3300 焦耳以下，但患者易疲乏、軟弱、抑鬱消沉，必須嚴密觀察，但這類飲食也只能短期使用。飲食中蛋白質、脂肪、碳水化合物的比例是 5：3：2，品種要合理安排，適當多吃蔬菜與水果。

2. 蛋白質不宜少於 1 克 / 公斤（標準）體重，可漸增到每日 100 克，蛋白宜用豆製品，少吃肉、魚、蛋類；碳水化合物每日在 100～200 克。脂肪宜選用含不飽和脂肪酸的植物油，忌用動物脂肪。多進蔬菜、海藻類食物，其熱量低，且富有維生素和礦物質。

3. 每日 3 餐外不再增加點心，晚餐要吃得少，更不能吃夜宵。

4. 嚴格限制零食。特別是以糖為原料的糕點及果實、薯、穀類零食易引起食慾，不能吃。

5. 低鹽飲食，以減少體內的水鈉瀦留。

6. 飲食中多選用含植物粗纖維的品種，如麥麩（麩皮麵包）、海藻多糖、果膠、甜菜屑等，可以減少糖的吸收和降低血脂、通暢大便等。

7. 嚴格禁酒，因酒能刺激食慾。

8. 從中醫辨證分型來看，大致可以分為痰濕型和氣虛型。痰濕型表現為多痰、胸脘痞悶、肢體沉重、倦怠乏力，應多吃化痰利濕的食物，忌進油膩黏滯的食品。氣虛型表現為少氣懶言、面浮虛腫、神疲嗜睡、食慾不振、畏冷怕風或有腹脹便溏等，宜進益氣健脾的食物，忌用耗氣壅滯的食物。

【膳食宜忌】

1. 蔬菜宜選用冬瓜、韭菜、綠豆芽、大白菜、胡蘿蔔、蘿蔔、黃瓜、蘑菇、馬鈴薯，其他還可以選用竹筍、絲瓜、萵苣、苦瓜、青蘆筍、花菜、番茄、青菜、菜瓜、黃豆芽、芹菜、紅豆、南瓜、海帶、金針菇、黑木耳等。

2. 水果可以適量吃一些，特別是蘋果可以減肥，飯前吃蘋果，吃後有飽的感覺，可以減少進食量；吃一點楊梅能阻止糖轉化為脂肪，可以有利於減肥。山楂也對減肥有利。忌食葡萄、龍眼肉。

3. 含脂肪量多的肉食不宜多吃，兔肉是高蛋白、高

鐵、高鈣、低脂肪、低膽固醇的肉食；野雞肉也是高蛋白、低脂肪的肉食，可以經常選用。除肥肉、骨髓以外，雞肉、動物內臟也不能吃。脂肪含量不多的魚類可以吃一些。

4. 各種蛋類，尤其是蛋黃忌食；少用白糖。蜂蜜可以適量吃一些，其雖然甜，但不會使人發胖，可以減少體內脂肪積聚，又能保護肝臟。低脂牛奶可以飲用。

5. 禁飲各種酒類，不喝含糖的高甜度飲料；多飲茶葉飲料。

6. 盡量少用或不用各種調味料，以免刺激食慾而加重肥胖。

二十八、糖尿病

糖尿病是由於胰島素絕對或相對不足所致的一種代謝障礙性疾病，飲食控制是該病防治的基礎內容，一般輕型糖尿病患者單用飲食控制方法，即可使病情得到緩解，甚至不需用藥。

【飲食原則】

1. 飲食中總熱量的控制。總熱量既要滿足生理需要，又要減輕糖代謝對於胰島素需求的負擔。飲食總熱量的估計應按年齡、性別、身高計算出標準體重，其簡單的估計方法是：身高（公分）−100（35 歲以下者減 105）＝標準體重（公斤）。成年人休息者按每日每千克標準體重 84～125 千焦，輕體力勞動者 125～146 千焦，中度體力勞動者 146～167 千焦，重體力勞動者 167 千焦。兒童、孕婦、乳

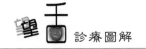

母、營養不良者、較標準體重少 10%以上的消瘦者及有消耗性疾病的人，均應酌情增加。

超過標準體重 20%以上的肥胖者不按體重計算，先給予每日 5021 千焦耳的低熱量飲食，使其體重逐漸下降，要求每週下降 0.5～1 公斤，當達到或接近±5%標準體重時，按上述計算方法算出每日總熱量。

2. 飲食中成分的合理搭配。不能認為只要控制好主食（富含碳水化合物）就可以了，因為副食中所含蛋白質、脂肪的比例如果不合適，也會造成血糖不穩定。飲食中的蛋白質含量每日每千克標準體重 0.8～1.2 克，兒童、孕婦、乳母、消耗性疾病者宜增至 1.5～2.0 克；脂肪為 0.6～1.0 克；其餘為碳水化合物。碳水化合物約占飲食總熱量的 60%，蛋白質約占 12%～15%，脂肪約占 30%，其中飽和脂肪酸應少於總熱量的 10%，膽固醇攝入量應少於 300 毫克 / 日。如果是高甘油三脂症者，應減少碳水化合物的攝入量。按以上計算結果，根據熱量和營養成分訂出食譜，再按 1/5、2/5、2/5 之比例分配於早、中、晚三餐。

3. 如果按以上計算製定的飲食吃完後仍有饑餓感，可以增加 500 克以下的蔬菜，但需煮 3 次後再食用或食用少量洋菜粉凍或去油肉湯等。

4. 禁食含糖過高的甜食、高脂肪、高膽固醇（蛋黃、動物內臟、魚子等）的食物，少吃油炸食物，因為高溫可破壞不飽和脂肪酸。

5. 水果、乾果一般不宜食用。如果病情較輕、控制較好者，可以酌情吃一些含糖 10%以下的水果和乾果，再觀察食後尿糖，必要時可減少一些主食。

6. 食譜中加入一些粗纖維，如果膠、麥麩、樹膠等，每日 15～20 克。攝入粗纖維一段時間後，糖尿病患者的空腹和餐後血糖、尿糖、血脂濃度均有下降。可使 I 型糖尿病的血糖波動減少；使 II 型、肥胖的糖尿病患者體重及高胰島素血症下降，還可預防心血管病、慢性膽囊膽石症等並發症；長期服用對輕型患者可控制病情。但有腹瀉等自主神經功能失調者要注意定期測定血中電解質，以免體內無機鹽的缺失，此時應用食物或藥物來補充。

7. 按中醫理論分析，糖尿病患者有煩渴多飲、口乾舌燥為肺熱津燥，宜吃清熱潤肺、生津止渴的食物；多食、消瘦、便秘、自汗、舌苔黃燥為胃火熾熱，宜吃清胃瀉火、養陰保津的食品；多尿少津、面色灰暗、腰酸乏力、舌質紅絳而乾者為腎陰不足、虛火內灼，宜吃滋陰清熱、補腎固攝之品。

【膳食宜忌】

1. 穀物、豆類中，富含碳水化合物，是主食的主要內容，如果症狀不明顯，單純用飲食控制者，開始每日吃主食 200 克左右，如隔一段時間後，血糖下降，尿糖消失，則可逐漸把主食增加到每日 250～300 克。品種以粗糧（穀類、高粱、大麥、蕎麥、玉米、花生等）為宜，適當加進一些小麥粉、豆類（黃豆、黑豆、青豆、豇豆等）、老南瓜和山藥。禁用含澱粉量大的豌豆粉、蠶豆粉、綠豆粉、葛粉、藕粉，少吃精米、白麵。忌吃香燥助火的爆米花、鍋巴，也不吃番薯和甘薯。

2. 蔬菜類中，適宜選用的有：菠菜、油菜、捲心菜、

芥菜、芹菜、蕹菜、空心菜、白菜、花菜、生菜、韭菜、茄子、馬蘭頭、番茄、茭白、竹筍、菊花腦、枸杞頭、豌豆苗、洋蔥、豇豆、萵苣、青椒、絲瓜、苦瓜、黃瓜、冬瓜、蘿蔔、胡蘿蔔、鮮藕、菜瓜、百合、金針菜、豆芽、草菇、慈姑、香菇、猴頭菇、腐竹、銀耳、紅薯葉。

3. 水果類中，一般不宜進食。病情穩定者可以少量進食一些含糖 10% 的水果，但每 100 克食品含糖量在 10 克以下的幾乎沒有，如哈密瓜 9.5 克、桃子 10.7 克、柿子 10.8 克、鳳梨 12.2 克、柳橙 12.2 克、橘子 12.8 克、蘋果 13 克、李子 13.1 克。但應注意，同一種水果的甜度也不一致，所含的糖量差別可能很大，以上所舉的數字僅供參考。病情穩定者，少量吃一些水果後，應該將其他食物量減少一些。

尚未熟透的新鮮草莓及山楂、櫻桃、烏梅，糖尿病人可以吃一些，但也應適量。乾果中，核桃、銀杏、松子、南瓜子也可適量吃一些。不吃辣椒、芋頭。

4. 畜禽海鮮類中，首推鱔魚，甲魚、鯉魚、鯽魚、蛤蜊、田螺、泥鰍、海參、兔肉、豬肉、羊肉、野雞肉、乳鴿等也應優先選用。

5. 蛋乳油脂類中，蛋類選用時，應注意包含蛋黃在內，每日以一個為宜，僅用其蛋白則不限。鮮牛奶及脫脂奶粉可以飲用，羊乳、馬乳也可選用。烹調用油宜選用含不飽和脂肪酸較多的茶油、橄欖油、玉米油、芝麻油、菜子油、葵花子油、花生油、豆油或調和油，最好是魚油。蜂王漿不同於蜂蜜，含有 21 種人體必需氨基酸、核酸及蛋白活性物質，有激發胰島 β 細胞的功能，提高胰島素活

性，因而對糖尿病患者有利。

禁止攝入食用白糖、紅糖、冰糖及糖類製品（包括巧克力），不吃蜜餞、水果罐頭、果汁。

6. 飲料類中，可選用槐花茶、桑葉茶、紅綠茶、少量葡萄酒或啤酒。禁飲含糖類飲料，包括各種汽水。

7. 因糖尿病多有肺熱、胃熱及陰虛內熱，故忌用花椒、胡椒、肉桂、茴香、芥末、丁香等溫熱、燥性的調味料。

8.糖尿病人禁煙忌酒，紅葡萄酒和啤酒可適量飲用。應鼓勵體育活動，但Ⅰ型糖尿病人不宜做中度以上的體育鍛鍊，Ⅱ型患者在進行中度體育鍛鍊以前，應注意增加少許食物以避免發生低血糖。

二十九、甲狀腺功能亢進

甲狀腺功能亢進（甲亢）是甲狀腺激素分泌過多引起的一種以高代謝、氧化過程加速等為特徵的內分泌疾病。從中醫臨床分析來看，以陰虛火旺、氣虛、心肝火旺、痰結等類型較為多見。

【飲食原則】

1. 不宜多吃富含碘元素的食物。甲亢的發生除與遺傳因素、精神創傷等有關外，與飲食中碘的攝入過多有關，碘可以增加甲狀腺激素的合成。

2. 要補充適量的鉀和鈣。甲亢的發生與體內鉀、鈣的不足也有一定的關係。

3. 要配給高蛋白、高熱量、高維生素、高纖維素的膳食。甲亢病人蛋白質的分解代謝加強，出現氮負平衡，體內基礎代謝率高，所以要給予此類飲食。

4. 避免進食煎、炸、燒、烤的食物，以免助熱升陽，助濕生痰。

5. 應該根據臨床的不同類型，給予有清肝、平肝、化痰、滋陰、瀉火等輔助作用的食物。

【膳食宜忌】

1. 主食類中，可以選擇米、麥、豆薯類的各品種。

2. 蔬菜類中，應選擇食性平、涼或寒的品種，如蘿蔔、黃瓜、絲瓜、苦瓜、冬瓜、菜瓜、南瓜、番茄、旱芹菜、茼蒿菜、白菜、瓢菜、茄子、金針菇、綠豆芽、馬蘭頭、捲心菜、油菜、苦菜、洋蔥、蘆筍、竹筍、空心菜、莧菜、蓮藕、黑木耳、香菇、百合。

忌用溫熱食性的大蒜、生薑、韭菜、香椿頭、芥菜、香菜等。因甲亢也是一種自身免疫性疾病，故忌用菠菜、毛筍等「發」物。

3. 水果類中，也是以食性平、涼、寒為主，可用西瓜、梨、蘋果、柿子、香蕉、無花果、橄欖、山楂、石榴、烏梅、橘子、荸薺、蓮子等。花生有抑制甲狀腺激素合成的作用，所以，甲亢患者可常吃花生類製品。忌用大棗、荔枝、龍眼等。

4. 畜禽海鮮類食物中，可選用瘦豬肉、牛肉、鵝肉、兔肉、野兔肉、鴨肉、野鴨肉、甲魚、鱔魚、鯽魚、鯉魚、黑魚、青魚、鰱魚、鯿魚、銀魚、鮑魚、泥鰍、烏

賊、鱔魚、鱸魚、田螺、蚌肉等，病情較重者可以多吃排骨，以補充鈣質。忌用食性溫熱或油膩的羊肉、狗肉、豬頭肉、肥豬肉、公雞、麻雀肉，也要忌用黃魚、帶魚、海馬、海蝦、海參等「發」物。

5.蛋、乳、糖、油脂類中，鴨蛋可以選用，雞蛋有補鈣作用，也可選用。牛奶含有豐富的蛋白和鈣，也適宜飲用。

6.飲料類中，宜用決明子茶、蘆根茶、胖大海茶、荷葉茶。嚴格忌煙、酒，以免傷陰生熱，對病情不利。

7.調味品類中，忌花椒、胡椒、桂皮、茴香、丁香等辛辣之品。

三十、甲狀腺功能減退

甲狀腺功能減退（甲減）是甲狀腺激素分泌或生理效應不足所引起的一種以代謝減低為特徵的疾病，在發病原因中也可能存在缺碘的因素。發病到一定階段，常會合併血脂、膽固醇升高，因此，甲減病人在治療中，也要十分注意飲食宜忌。

【飲食原則】

1.飲食中要多選擇含碘豐富的食物。

2.甲減病人如有合併血脂、膽固醇升高或有便秘出現，其飲食宜忌事項應同時參照「高血脂症」或「便秘」欄目。

3.從其臨床表現來看，多以脾腎陽虛為主，故飲食應

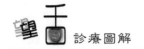
以具有滋補脾腎和溫陽作用的品種為宜，要忌用寒、涼的食物。

【膳食宜忌】

1. 主食類中，以穀類、麥類為主，高粱、豆類、薯類可適當多選。

2. 蔬菜類中，應多選用韭菜、芡實、山藥、芹菜、白菜、菠菜、油菜、洋蔥、蘆筍、香菇、大蒜等溫性或具有開胃通便，降低血脂作用的品種。忌用番茄、青苦瓜、馬齒莧、空心菜、木耳、生藕、竹筍、菜瓜等。不吃涼拌菜。

3. 果品類中，柳橙、香蕉、核桃、枸杞子等具有開胃通便，降低血脂作用的品種要多選用。忌用西瓜、甜瓜、無花果、荸薺、柿子、柿餅等。

4. 畜禽海鮮類食物中，宜選用動物腎臟、麻雀肉、羊肉、狗肉、魚肉等補腎溫陽類品種，含碘多的紫菜、髮菜、海參、海蜇、乾貝、淡菜、龍蝦等也要多用。忌用鴨血、蟹類、蚌肉、牡蠣、鱧魚、蛤蜊、田螺、螺螄等。

5. 蛋類中，不吃鴨蛋。

6. 飲料類中，不喝冰鎮的汽水、果汁、啤酒等，不喝金銀花、蘆根、白茅根等飲料。不吃冰淇淋。

三十一、肝硬化

肝硬化由各種不同原因造成，而以慢性肝炎發展而來的更為多見。發現肝硬化後，合理的飲食有可能使已被破

壞的肝細胞得到修復和再生，並可起到預防併發症和輔助治療的作用。

【飲食原則】

1. 保證足夠的糖分。肝硬化病人每天應從食物（水果、果汁或直接吃白糖、果糖等）中獲取 300 克以上的單糖或雙糖。以合成並儲存足夠的肝糖元，防止毒素對肝臟的損害。每人所需補充糖分的量不盡相同，以不影響食欲，不使體重超重，不妨礙其他營養吸收為限。

2. 足夠的蛋白質和熱量。攝入熱量要充足，以免蛋白質消耗過多，每日每公斤體重的熱量應為 146～167 千焦，總量約為 10～12 兆焦。蛋白質的供給十分重要，尤其是肝硬化有腹水的病人，更要注意。肝臟自身的蛋白質 7 天更新一次，血液循環的蛋白質 2～3 週更新一次，而這些蛋白分解後都要由肝臟合成。給予高蛋白飲食可以保護肝臟，使已經損傷的肝細胞恢復和再生。每公斤體重每日以 1.2～1.5 克為宜，總約 80～100 克。但肝功能明顯減退或有肝低迷前兆的患者要限制蛋白質的攝入。

3. 充足的維生素和微量元素。各種維生素參與肝臟的代謝活動，除維生素 B、維生素 C 外，脂溶性的維生素（A、D、E、K）對肝臟也有保護作用。微量元素鋅也要補充一些。

4. 限制水、鈉的攝入，特別是鈉鹽。大量腹水而無尿病人應無鹽飲食，主副食及水果以外不再飲水；腹水減少、尿量增多後可吃低鹽飲食（每日 2～3 克或 15 毫升以下醬油），可適量飲水。不吃含有鉛或防腐劑（枸櫞酸

鈉）的罐頭食品；少用或不用味精（谷氨酸鈉），因為其也是一種鈉鹽，還可破壞味蕾而使食慾減退。

5. 限制脂肪的攝入。每天從飲食中攝入的脂肪以40～45克為宜，而且應以植物脂肪為主，以免在肝內沉積而加快脂肪肝的發生。

6. 食物要細軟，易消化，忌油炸、刺激性、易脹氣的食品，以免造成已經擴張的食道靜脈破裂出血。

7. 特別是有腹水的病人，要補充一些能利尿、助凝血的食物。

8. 嚴格禁止煙、酒或含酒精成分的飲料。

【膳食宜忌】

1. 穀物類中，大米、麵粉可以作為主食，豆薯類易引起胃腸道脹氣，應少用。

2. 蔬菜類中，雖然含維生素，但由於體積大、熱量低，故不宜多吃，否則會減少其他食物的攝入。蔬菜宜用新鮮，且應選擇不含粗纖維及易引起胃腸道脹氣的品種，如番茄、捲心菜，蘑菇富含維生素，黃瓜對肝臟有保護作用，冬瓜（帶皮）有利水作用，可以多用。忌用芹菜、韭菜、竹筍、洋蔥、蠶豆、馬鈴薯等，但是，豆腐可以適量選用。溫熱食性的辣椒、蒜、蔥、薑、香菜等不能用。

3. 果品類中，新鮮水果是維生素和糖分補充的主要來源，尤其是梨、葡萄、李子可以比較多地選用，大棗與冰糖、花生一起煎湯喝（不吃花生），對肝硬化轉氨酸升高者的治療有效，但忌用荔枝、龍眼等食性溫熱的品種；花生、核桃等硬果類，既質硬且又易引起脹氣，故不宜選用。

4. 畜禽海鮮類中，應結合造成肝硬化的原發疾病考慮，但原則上可以多選用瘦肉、動物內臟、各種含脂肪少的魚蝦和禽類。鯉魚、鱧魚、鯽魚、黑魚、泥鰍等有利水、健脾作用；蛙肉、海參、甲魚含高蛋白，可以多選用；鴨肉對陰虛體質的肝硬化病人很適宜。

必須注意，鵝肉是「發物」，且含脂肪較多，還能助濕生熱，壅遏氣機，加重病情；蝦子含膽固醇量多，且能動風助火，應該忌食。

5. 蛋類中，雞蛋含膽固醇較多，應忌用；牛乳、酸乳、豆漿及果汁等飲料均可選用，茶和咖啡也可少量飲用，但不宜過濃。含有酒精成分的飲料絕對禁止。

6. 香燥辛辣的調味料類中，不用包括胡椒、花椒、茴香、桂皮、丁香、芥末等。

三十二、消化性潰瘍

消化性潰瘍多發生於與胃酸、胃蛋白酶接觸的黏膜面，受其侵蝕、潰瘍的深度有時可達黏膜肌層。但每天仍要進食，胃還要擔負食物的初步消化工作，既要完成每天的任務，又要使已有的潰瘍痊癒，合理安排飲食就顯得更為重要了。

【飲食原則】

1. 總的原則是：食物應該盡量選擇一些能夠減少對胃黏膜產生不良刺激，並能對胃酸分泌有抑制或中和作用的品種。

2. 少量多餐，按時用餐。

3. 以柔軟含鹼的麵食為主。

4. 應選用低脂肪、適量蛋白質含量的食物。忌用高脂肪或油炸煎製的食品。

5. 忌過甜、太過黏膩難消化、過鹹、過冷、過熱的食品，如甜羹、八寶飯、酒釀、冰品、熱飲及腌製的鹹菜、鹹魚、鹹肉等。

6. 忌多纖維（多食渣）、易產氣的食物，如蔬菜、水果、豆類。

7. 忌辛辣、有刺激的食物或調料。

8. 為了潰瘍的修復，應多吃富含維生素（A、B、C）的食物。

【膳食宜忌】

1. 主食方面，既要富含維生素、蛋白質和一定的纖維素，但又不增加過多胃酸分泌的，應該首選小麥粉和玉米粉，然後是小米、糙白米。製作的成品方面，烤麵包片對胃潰瘍病人最為合適。豆類因渣太多，不宜選用，豆漿還是可以喝的。

2. 蔬菜類中，不宜大量食用，可以少量選用捲心菜、芥菜、油菜、冬瓜、大蒜、蘿蔔等。

3. 水果類中，也是不宜多吃的，可以少量吃一些香蕉，其可以中和胃酸，保護胃黏膜，抑制便秘。忌吃花生、瓜子、核桃等乾果。

4. 畜禽海鮮類中，食物也可以少量吃一些，但烹調的方法宜以蒸、煮、燉、燴、烤為主，使食物鬆軟易消化。

5. 對於牛奶能否飲用有不同的意見，有人認為其能中和胃酸，利於止血；但有人認為牛奶本身會引起胃酸分泌增加，這可能是取決於各人對牛奶的反應不同所致的意見相左，患者應根據自己在飲用牛奶後的反應來決定取捨。糖能引酸，要盡量少吃，但蜂蜜可少量吃一些，其還有潤腸作用。油脂類也要少用，其能減慢胃的排空時間而加重胃的負擔。

6. 禁忌煙酒類和大量飲水或各種飲料，不論是咖啡還是茶，都不宜多飲。

7. 少用各種調料類，尤其是辛辣有刺激的香燥類調料，如胡椒、辣油、咖喱粉、酸醋等。

三十三、膽囊炎、膽石症

膽囊炎的主要發病因素是膽固醇代謝失常和細菌感染。若飲食不當（如長期吃高脂食物），更易誘發膽石症。除了必要的藥物或手術治療外，飲食控制對於膽囊炎及膽石症患者來說是十分重要的。

【飲食原則】

1. 要徹底改變以前那種愛吃甜食（尤其是冰品甜食）、不吃早餐、飲食結構不合理、飲食不衛生等不良的飲食習慣。不吃易引起胃腸道脹氣及有刺激性氣味的食物。

2. 急性膽囊炎發作期，應以高碳水化合物、低脂肪的流質飲食為主，如米湯、藕粉、豆漿、杏仁茶等。

3. 膽囊炎的慢性期病人應少量多餐，可以刺激膽汁的分泌。飲食應以低脂肪、低膽固醇為主，多進蛋白質（每日約 50～60 克）、維生素及鈣、磷、鐵等礦物質含量高的食物。忌食辛辣及有刺激性的食物或調料。粗纖維食物會促進腸蠕動，從而使膽囊炎病人的疼痛加重，故不宜多吃纖維多的蔬菜或水果。

4. 從中醫角度考慮，凡有疏肝利膽、清熱化濕、理氣、通便作用的食物均有利於病情。

【膳食宜忌】

1. 主食類中，以粳米、小麥、玉米、燕麥、高粱米、青稞、豆類為主。不吃易脹氣的大豆、紅薯等。不吃用油煎炸的油條、煎餅等。

2. 蔬菜類中，胡蘿蔔、蘿蔔、水芹菜、薺菜、茼蒿菜、茭白、小白菜、莧菜、菠菜、捲心菜、花菜、香椿芽、冬瓜、番茄、玉米鬚等對疾病的控制或恢復有利。忌食韭菜、大蒜、蒜苗、馬鈴薯、旱芹菜、川辣椒、竹筍等。

3. 水果類中，宜選用西瓜、李子、杏子、楊梅、草莓、金橘、山楂、烏梅等品種。忌食蘋果、柿子。

4. 畜禽海鮮類中，宜選用雞、鴨、魚、牛、羊、豬肉等；蚌肉、螺螄、甲魚也可選用。忌食肥肉、豬腦、豬肝、豬油、豬心、牛肝、羊肝、雞內臟、煎炸的豬牛排、炸雞、蟹、鯽魚、魷魚、蜆肉、蚶肉、蝦皮等。

5. 蛋類中，不宜吃鹹鴨蛋、鵪鶉蛋，尤其是要少吃或不吃蛋黃；脫脂牛奶、酸奶可以喝；含糖多的甜食不宜多吃；烹調用的油應少用一些，宜選用花生油、芝麻油、玉

米油、豆油等。

6. 忌煙酒類，慢性膽囊炎患者可飲用較大量的果汁露、山楂水來稀釋膽汁；也可以多喝菊花茶、茉莉花茶、玫瑰花茶、荷葉茶、決明子茶等，不喝咖啡和濃茶。

7. 忌用辛辣有刺激性的調料類，如胡椒、辣油、咖喱粉、酸醋等。

三十四、腎結石

腎結石分含鈣和不含鈣兩類，其化學成分也不同。其中，70%左右是草酸類結石，約 15% 是尿素結石，8% 為尿酸結石，其餘還有胱氨酸結石等。它們的形成原因不盡相同，含鈣腎結石與高鈣尿、高尿酸尿、高草酸尿、腎小管性酸中毒等因素有關，不含鈣腎結石主要是尿酸結石、胱氨酸結石。結石的形成雖然不全是飲食不當引起的，但是飲食的選擇對於腎結石的防治也是十分重要的。

如果已有結石存在，應透過各種檢查（包括化驗、放射線攝片等）來推測結石的化學成分，以便能用做飲食指導的參考。

【飲食原則及膳食宜忌】

1. 關於含鈣飲料和食品（包括牛奶、乳酪、豆類、豆腐等）的問題。由於大部分結石含鈣，所以有人認為腎結石病人應該少吃含鈣飲料及相關食品。實際上，除了因為高鈣尿（由於不同病因造成的吸收性、重吸收性、腎性高鈣尿等）而致的結石病人以外，一般人並不需要忌鈣。就

拿發病率最高的草酸鈣結石來說，結石的原因是草酸鹽而不是鈣。相反，含鈣的飲料或食品卻可以在腸道與草酸鹽結合，以限制草酸鹽在腸道的吸收，從而減少了其在血液中的濃度，也減少了草酸鹽在腎臟的排出。

對於高鈣血症的病人，低鈉飲食可減少尿鈣的排出，低維生素D飲食可減少鈣的吸收。

2. 草酸鹽結石的病人應減少草酸含量高的食物。凡成色青綠的蔬菜和果品，如菠菜、茄子、韭菜、捲心菜、青椒、青皮南瓜、豌豆苗、茭白、竹筍、毛豆、馬鈴薯、龍鬚菜、番茄、芹菜、馬齒莧、青橘、草莓、葡萄、荔枝、石榴、龍眼肉、核桃、板栗、杏仁、榧子、榛子、海馬、芡實、白果等草酸含量都比較高；此外，紅薯、茶葉、可可、巧克力、生啤酒、果醬、水果蛋糕、桂皮、花椒等也含有較多的草酸。

草酸含量適中的有：糧食類的玉米及玉米製品；蔬菜類的蘆筍、綠花椰菜、紅蘿蔔、菜豆、罐裝青豆、大頭菜等；水果類的蘋果、杏子、櫻桃、柳橙、梨子、鳳梨、梅子、李子等；魚類中的沙丁魚。

3. 尿酸鹽結石病人應減少高嘌呤類食物的攝入。如扁豆、豌豆、豆腐、蘑菇；各種肉類（尤其是豬肉、牛肉），魚類（尤其是沙丁魚、鯡魚、青魚、魚子醬），奶類，雞，鵝及所有動物的腦、肝、腎；用於釀酒及做麵食的酵母等均含有較多的嘌呤類物質。其他類，如紅茶、可可、咖啡、巧克力等也不宜攝入。

4. 胱氨酸結石應取低蛋白飲食。

5. 含鉀的物質可以將水分帶入腎臟，有助於對小便的

稀釋，從而可以減少結石的發生，它與鈣質在腸內結合草酸，以減少草酸鹽結石的形成，有異曲同工的防治結石效果。富含鈣、鉀的食物有：米飯、全麥粉、麩皮、蘑菇等食用菌類、海帶、禽類、骨粉、骨頭湯、蛋類、蜂蜜、水果乾等。

6. 較少含有草酸、尿酸的食物有：花菜、蔥頭、胡蘿蔔、烤馬鈴薯、山藥、崇明金瓜、冬瓜、老南瓜、哈密瓜、西瓜、甜瓜、香蕉、桃子、鯽魚、鱔魚、甲魚、海蜇、淡菜等。

7. 應注意尿液酸鹼度（pH）的調節：

①偏酸性的尿液可以減少磷酸鹽及碳酸鹽結石的防治，可以服維生素 C 每日 2 克；用氯化銨或枸櫞酸每日 3～9 克；10%稀鹽酸 6～60 滴加水服；或取 5 枚烏梅泡茶代飲等方法來酸化尿液。此外，草酸鹽結石大多形成於鹼性小便中，故酸化尿液可減少其核心磷酸氫鈣的沉澱；

②偏鹼性的尿液有利於尿酸鹽、胱氨酸結石的防治。可以用醋酸鉀或枸櫞酸鉀每日 4～12 克；硫酸氫鈉每日 2～8 克；枸櫞酸合劑每次 20～30 毫升，每日 3 次；乙醯唑胺每晚服 0.25 克等方法來鹼化小便。

8. 應鼓勵多飲水，每日要求在 2500 毫升以上，在餐間及睡前分多次飲用，以保證每日排尿液 2000 毫升以上。

9. 根據中醫臨床對於尿路結石的長期觀察，發現以下食品對結石防治有利：紅豆、胡桃肉、玉米鬚、草頭（苜蓿）、慈姑、南瓜、蘿蔔、青蘆筍、洋桃、檸檬、葡萄、黃魚腦石、雞肫皮、刺猬皮、蛤蚧、香醋等。

其他的食品類中，綠豆、豇豆、薏苡仁、芋艿、薺

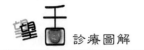
菜、冬瓜、絲瓜、青菜、芹菜、大白菜、胡蘿蔔、蘆根、
黑木耳、西瓜、梨子、荸薺、紫菜、蚌肉、田螺、螺螄等
也有利於結石的治療。

　　但由於歷史條件的限制，這些觀察結果未與結石的化
學類型聯繫起來，所以對於不同性質結石的效果可能是不
一樣的，因此，這些食品對於結石的防治作用，還有待於
進一步的深入分析。

　　10. 結石病人不宜多用辛辣的調味品，如胡椒、肉桂
等。

　　11. 結石病人還應該禁飲酒，特別是高濃度的白酒，既
會加重病情，又可能會誘發腎絞痛。可是，葡萄酒卻有顯
著的排出結石（但是酸性結石，如尿酸鹽結石及胱氨酸結
石除外）的作用。

三十五、急性腎炎

　　急性腎炎是因自身免疫而引起，以彌漫性腎小球損害
為主要特點的全身性疾病，發病往往急而重，除了休息和
藥物治療外，飲食控制也是一項十分重要的內容。

【飲食原則】

　　1. 發病初期如果尿少，可能有氮質瀦留，這時應限制
蛋白質的攝入量，輕度者每日每公斤體重不超過 0.8 克，
中、重度則不超過 0.5 克，並且應以優質蛋白為主，忌食
含氮較多的雞湯、鴨湯、魚湯、肉湯等。待病情好轉後，
則可逐漸增加蛋白質的供應量，但恢復正常的蛋白量供

應，要等到病情穩定 2～3 個月以後。脂肪可少量攝入，維生素及碳水化合物則不受限制。

2. 病人若有水腫，應限制鈉鹽和控制水量。輕度採用低鹽飲食，鹽量每日在 4 克以內，中、重度則在 2～3 克（相當於醬油 10～15 毫升）或無鈉飲食。飲水量根據排尿量決定，在前一日排尿量基礎上再加 500 毫升，即為今日飲水量。

3. 水腫病人還應控制鉀鹽的攝入，如果鉀鹽攝入過多，可因排尿減少而出現高血鉀症。

4. 為避免加重胃腸道及腎臟的負擔，忌煙酒，不吃或不用有刺激性的食物或調料，如大蒜、生蔥、胡椒、辣椒、花椒、芥末、生薑、茴香、咖喱等。

【膳食宜忌】

1. 攝入的蛋白質應盡量選用優質蛋白質食品，如牛奶及雞蛋蛋白，瘦肉的蛋白質也很好。特別是在尿少階段，應選擇既含蛋白質，又有利尿作用的鯉魚、鯽魚、黃魚、青魚、黑魚、銀魚、雞肉、鴨肉、牛奶等。病情好轉後，可適當增加豆製品、蝦、蟹、豬肉、黑大豆、大紅豆、大米、小米、麵粉、高粱及麵筋製品。

2. 腎炎患者可適當多吃一些碳水化合物（糖類）食物，如各種雜糧、藕粉、葛粉、粉絲、馬鈴薯、山藥、慈姑等，也可以多吃一些蜂蜜、果汁、白糖、葡萄糖等。也有人反對過多地吃糖，認為糖同鹽一樣，會促進血管內脂質代謝紊亂而加重腎臟的負擔，因此，病人應根據自己的情況，吃糖以適量為度。

3. 各類水果及乾果大多富含維生素、礦物質，一般都可食用。尤其是奇異果、西瓜、草莓、鳳梨、葡萄、柑橘、蘋果、李子、菱角、橄欖、大棗、核桃、蓮子、柿餅等比較適合。腎炎患者，尤其是在少尿期要忌食含鉀高的香蕉。

4. 蔬菜類中，應選富含維生素、碳水化合物及有一定治療輔助作用的品種，如有利尿作用的白菜、黃瓜、胡蘿蔔、生菜、薺菜、冬瓜、絲瓜、茄子、金針菜、櫛瓜、豇豆、白扁豆、嫩蠶豆、青椒等；有一定輔助降壓作用的番茄、蘿蔔、芋頭、南瓜、荸薺、空心菜、竹筍、圓蔥、茭白、山藥、蓮藕、蕓豆、草菇、紫菜、綠豆芽、甜瓜等。要忌用有刺激性的大蒜、生蔥、辣椒；要忌食含鈉鹽多的腌雪裏蕻、榨菜、各種醬菜；少尿期要慎用含鉀高的菠菜、韭菜、莧菜、香菜、捲心菜、芹菜、油菜、萵苣、海帶等。

5. 在控制蛋白質總量的前提下，選用肉類也要注意其內含鈉鹽和鉀鹽的情況，鹹肉、火腿、香腸、香肚、臘肉、松花蛋都不宜多用，最好是不用。另外，豆腐乳、麵醬等最好也不要用。

6. 因為本病是自身免疫性疾病，特別是有腎功能不全者，最好忌食腥膻的海產品和「發」物，尤其是鵝肉、公雞肉、豬頭肉、狗肉、羊肉、牛肉、禽蛋和動物內臟不要吃。

7. 不用有辛辣、有刺激性的調料類，如胡椒、辣椒、芥末、茴香、咖喱等。

三十六、慢性腎炎及腎功能衰竭

慢性腎炎一般起病緩慢、病因不明，如不抓緊防治，將會逐漸出現腎功能不全乃至衰竭。

患病期間除積極治療和適當休息外，合理的飲食調配也是十分重要的。

【飲食原則】

1. 低蛋白高熱量飲食。慢性腎炎病人，尤其是有腎功能不全者要嚴格控制蛋白質的進食量，要注意選擇高質量的蛋白質，少用低質量的植物蛋白等。

腎功能不全時，蛋白質應限制在每日 30 克左右，但要注意保證有足夠的熱量，每日應在 8000 焦耳左右，主要由糖和脂肪供應。

2. 低鹽，必要時無鹽。體內鈉離子增多會加重水腫，有輕度水腫時，每日攝入鈉鹽應在 2 克以內；水腫稍重時應在 0.5～1.0 克以內；水腫明顯時應在 0.5 克以內或無鹽；水腫嚴重或 24 小時尿量不到 800 毫升時，應忌鹽。

3. 限制飲水量。早期無浮腫，尿量多時，應鼓勵多飲水，以利於尿素等代謝產物的排出。當病程進展至尿少並出現浮腫時，進水量應控制在每日排出量再加 500 毫升的水平。

4. 尿少期要限制高鉀食物的攝入，以免出現高血鉀。

5. 腎功能不全者可增加必需氨基酸。在低蛋白高熱量的飲食基礎上增加必需氨基酸後，可以改善氨基酸的代

謝，增加了對尿素的再利用，從而得到正氮平衡，可以使血尿素氮降低，血漿蛋白上升。每日服必需氨基酸 200 毫升或顆粒 12 克。

6. 限糖或忌糖。腎臟功能不全者，由於血管系統功能已經受到損害，糖還有促進血管內脂質代謝紊亂的作用，所以對糖也要控制。

7. 忌食含有脂肪和膽固醇高的食物。

8. 要多食富含維生素的蔬菜和水果。

9. 忌用辛辣和有刺激性的食物和調料。

10. 忌腥膩的海產品和發物。

【膳食宜忌】

1. 穀物豆薯類中，可用於主食的有全麥粉、標準粉、粳米、小米、玉米、玉米糝、燕麥、蕎麥麵等，這些食物中含有一定的粗蛋白，但又含有較多的纖維素，能促進腸道中膽固醇的排出，促進體內膽固醇代謝，使血清膽固醇水平下降而減緩動脈硬化，防止腎小球動脈硬化後加重病情。其中全麥粉、燕麥和玉米糝，慢性病人可以長期食用。特別要指出的是，麥粉澱粉蛋白質每百克含量僅 0.6 克，而一般小麥粉是 9 克，是低蛋白高熱量飲食中可以優先選用的品種。

2. 蔬菜類中，適宜選用的有白菜、小青菜、蘿蔔、胡蘿蔔、胡蘿蔔纓、薺菜、馬蘭頭、四季豆、山藥、豇豆、冬瓜、南瓜、絲瓜、芋頭、番茄、空心菜、茄子、青蘆筍、綠豆芽、蔥頭、蓮藕、白扁豆、銀耳、黑木耳、紫菜等。特別是芋頭，有利水作用，可以將其洗淨去皮切片，

放鍋內煅灰研末後，與綿白糖拌和，每次服50克，一日3次，對水腫患者有益。

　　紅薯、南瓜、馬鈴薯、藕粉等有時也可以作為補充糖分的一種選擇。少用或不用含鈉多的蘑菇、紫菜、榨菜、雪裏蕻、豆腐等；尿少者少用含鉀高的油菜、菠菜、香菜、花菜、芹菜、蘑菇、海帶、豆類等。

　　3. 水果乾果類中，宜選用西瓜、甜瓜、菜瓜、荸薺、葡萄、橘子、柑子、奇異果、桃子、草莓、李子、鳳梨、橄欖、蘋果、梨子、桑葚、檸檬、甘蔗等。不用含鈉、鉀均多的香蕉。少吃或不吃大棗、果脯等零食，尤其是尿少者。

　　4. 畜禽海鮮類中，可選鴨肉、鵪鶉肉、鯽魚、鰱魚、青魚、鯉魚、鱧魚、蛙肉、甲魚、泥鰍、蛤蜊、海參、豬肝等。沒有明顯水腫的患者，烹調有時也可用湯的形式，最好選用有利尿作用的品種，如鮮鯉魚湯、老鴨煲湯等。平時忌用含鈉多的鹹肉、鹹魚、蝦米等，尿少者應忌用含鉀高的動物內臟、各種肉類、魚、蝦、雞、蟹、黃鱔等。

　　5. 牛奶及雞蛋白是優質蛋白質，應作為首選的蛋白質食物。蜂蜜也可選用。烹調用油以植物油為主，首選花生油，盡量少用豆油和菜子油。血清膽固醇不高的患者可以少吃一點動物脂肪。

　　6. 忌煙酒、咖啡、可可等。

　　7. 忌辛辣、刺激性的食品和調料，如胡椒、辣椒、芥末、茴香、咖喱等。

三十七、白細胞減少症

白細胞減少症可由不同原因造成，因此，必須先要查明原因並治療原發病，還要避免服用易引起過敏的食物及藥物，同時應注意攝入足夠的蛋白質、維生素及各種必要的微量元素。

中醫認為，患者大多屬脾虛和腎虛的虛證，由先天或後天失調所致元氣虧耗、氣血虛弱、脾腎虛損。

【飲食原則】

1. 白細胞減少症中，特別是骨髓幼稚粒細胞增生伴有成熟障礙及粒細胞釋放減少，可能是缺乏葉酸及維生素（B_6、B_{12}）等引起，應該補充富含氨基酸、葉酸及維生素（B_6、B_{12}）的食物。

2. 用於健脾和補腎，大多是具有溫補作用的食物，因此，應該忌用食性寒涼及生冷的食品。

3. 因屬虛證，除了不用寒涼傷陽的食物外，也不能用溫燥傷陰的食品。

4. 忌用易引起過敏的腥臊海味及發物。

【膳食宜忌】

1. 富含蛋白質、維生素及各種必要的微量元素的食物很多，穀物豆類中首推玉米和糯米、黃豆、紅豆；各類新鮮蔬菜、水果中除食性寒涼的品種（如青苦瓜、馬齒莧、空心菜、茼蒿菜、荸薺、生蘿蔔、生藕、竹筍、菜瓜、柿

子等）以外，均可選用；畜禽魚肉類均可選用，其中羊肉、羊肚、羊骨髓、狗肉、烏骨雞、鴿肉、雞肉、甲魚、鰻鱺、黃鱔、肉骨頭湯等更宜多用；各種蛋奶類食品也適合選用，羊奶更具溫補作用，蜂王漿也值得推薦。

2. 富含葉酸的食物主要是動物的肝、腎、牛肉、酵母及各種綠葉蔬菜，特別是菠菜、油菜、白菜、捲心菜、番茄，水果中的蘋果、梨子、橘子、大棗、香蕉、桃子、草莓、荔枝、甜橙等也可選用，豬肉、兔肉也可用；如果不過敏的話，海魚、蝦類也可選用。

3. 酵母、穀類、動物的肝、蛋黃中均富含維生素 B_6。

4. 動物的肝、腎及各種肉類中都富含維生素 B_{12}。

5. 忌用食性溫燥的辣椒、榨菜、花椒、胡椒、桂皮、大蒜、大蔥、金橘等，雖然同屬溫燥的丁香、茴香，如果作為調料，少量用一點也是可以的，但不宜大量使用；同樣忌用寒性的柿子、柿餅、蚌肉、河蟹、田螺、螺螄、苦瓜、生蘿蔔、荸薺、香蕉、薄荷、白菊花等。

6. 一般應忌用韭菜、雪裏蕻等發物。

三十八、老年性痴呆症

老年性痴呆症是以腦萎縮為主要特徵的慢性衰退性疾病，維生素（C、E、B_{12}）均有減少患早老性痴呆的概率；缺乏微量元素鋅、錳、鍺、硒會加重病情，但過多攝入鋁、銅元素會加重病情。

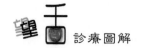

【飲食原則】

1. 烹調用具（包括鍋、鏟、勺、盆、碗、瓢）盡量不用鋁製品，因為腎臟每天清除鋁的能力有限，多餘鋁元素在體內的積累對人體十分有害，因此，每天攝入鋁不能超過 10 毫克。銅製用具也不要用，應多選用鐵製或搪瓷餐具。

2. 食物中應多選用富含維生素（C、E、B_{12}）的品種。

3. 適當補充一些含有微量元素鋅、錳、鍺、硒的食品。

4. 嚴格忌煙禁酒，因為煙酒中的有害成分會使全身（包括大腦）小動脈收縮、狹窄及供血不足，使腦細胞變性，發生腦萎縮。

5. 避免吃得過飽，吃飽以後，大腦中的「纖維芽細胞生長因子」會明顯增多。使毛細血管內皮細胞、脂肪細胞增多增強，促使動脈硬化進程加快。所以，吃得過飽會造成智力減退或早衰。

6. 避免長期素食或偏食，以免造成營養失調；每天攝入的熱量不應少於 4184～6276 千焦。

【膳食宜忌】

1. 如果沒有明顯動脈硬化，血膽固醇含量又不高的話，可以吃一些雞蛋黃以抑制病情的發展。蛋黃中所含磷脂酰膽鹼是抑制老年性痴呆的重要物質，如每天服 5 克磷脂酰膽鹼和 50 毫克維生素 B_{12}，就可以使病情明顯好轉，且無副作用。

2. 應該多吃富含維生素 C 的穀物、麥類、新鮮蔬菜及水果等。

3. 維生素 B_{12} 在動物的肝臟、腎臟、蛋品中含量豐富；在發酵的豆製品（如臭豆腐）、奶類和穀物中也有較多的含量，中老年人可以適當地多吃一些。

4. 在小麥的胚芽油中所含維生素 E 最多，每 100 克含維生素 E260 毫克，其次是穀芽油、豆油、芝麻油等各類植物油。含有維生素 E 較多的食物還有：高粱、燕麥粉、麵粉、蕎麥粉、紅豆、蕓豆、豆腐、豆漿、豆腐乳、生薑、花菜、圓蔥、老南瓜、辣椒、髮菜、木耳、淡菜、金橘、山楂、芒果、香蕉、花生、栗子、芡實、雞腿、魷魚、田螺、螺螄、河蟹、鵝蛋、雞鴨蛋黃等。如有動脈硬化的人應少吃或不吃蛋黃、河蟹及辣椒。

5. 微量元素鋅在肉類、海產品、家禽類的肉中含量都比較高；蔬菜中的蘿蔔、大白菜、豆製品中含量也較豐富。成年人每天攝入鋅的量一般應在 12.5 毫克左右。

6. 微量元素錳較多地存在於穀物、蔬菜和水果之中，如麥芽、萵苣、鳳梨等。

7. 含硒較多的食物是海產品、動物的肝臟、腎臟和肉類，糧食中也有，每天需要攝入 50～200 毫克。

8. 大蒜、大蔥中含有減緩老年性痴呆病情發生、發展的各種成分，中老年人吃一些大蒜、大蔥可以延緩智力衰退。

9. 卵磷脂可洗刷血管壁上的沉積物，防止動脈粥樣硬化；使血清膽固醇、中性脂肪顆粒變小，並使其保持懸浮狀態，從而使血液變得相對稀薄流暢。因此，中老年人吃

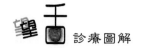
一些含卵磷脂的食物可以有效防止老年性痴呆。

三十九、痔 瘡

痔瘡的發病往往是在氣血虛損的基礎上，由於飲食不節、長期便秘或泄瀉、久坐久立、負重遠行等造成脈絡阻滯，淤血濕熱濁氣下注肛門所致。如飲食再不注意，將會使病情遷延或加重。

1. 痔瘡發生或遷延不癒，一般均與飲食不節，過食辛辣、炙煿、肥膩、生冷或飲酒過量有關，因此，患者應改變這種不良的飲食習慣，忌食膏粱厚味及各種甜食，應多吃含纖維素多的蔬菜和水果，以增加腸蠕動，對習慣性便秘者更為相宜。

2. 忌暴飲暴食，並應養成每日少量多餐和定時大便的習慣，使痔靜脈的血液回流得到改善。

3. 忌酒。飲酒可助濕熱為患，並使痔靜脈充血、擴張而迂曲，痔核腫脹難消。

4. 忌食發物及一切辛辣和有刺激性的食物，如野雞肉、花椒、胡椒、辣椒、乾薑、芥末等。

5. 因痔瘡多是濕熱下注或氣虛血熱所致，故飲食宜進具有清熱利濕、涼血消腫及潤腸通便作用的食物（當然，久病氣虛明顯的患者也可吃一些健脾補氣的食物，但在症狀明顯時不宜食用），因為這類食物大多是食性寒涼的食物。

【膳食宜忌】

1. 用於主食的穀物、豆薯類中，一般都可選用。含可溶性纖維素多的是穀物的糠麩，對於痔瘡的恢復有利，可以多吃一些麩皮麵包、麩皮餅乾等。大豆、玉米含有較多的維生素 E；食性寒涼的有綠豆、紅薯等，可適當地選用。

2. 蔬菜類中，一般含有較多的纖維素及維生素 A、維生素 C，特別是白菜、菠菜、芹菜、蕹菜，黃綠色蔬菜中還含較多的維生素 E。食性寒涼的生蘿蔔、蓮藕、黃瓜、冬瓜、馬蘭頭、絲瓜、綠豆芽、荸薺等應常用，還有百合、莧菜、麒麟菜等蔬菜也可選用。韭菜雖為發物，但所含粗纖維較多，不易被胃腸道吸收，所以能增加大便體積，促進腸蠕動，防止大便秘結，對痔瘡便秘者有益。忌吃芥菜（雪裏蕻）、蒓菜。

3. 果品類中，水果含維生素和纖維素較多，尤其是蘋果、柑橘、山楂等；香蕉、梨子、柿子、楊桃等食性寒涼，比較適合。無花果、榧子、核桃、芝麻、花生、南瓜子等對痔瘡的恢復有利，也可選用。

4. 畜禽海鮮類中，蛤蜊、螺螄、蚌肉、鱧魚等食性寒涼，應多選用；燕窩、猬肉、鰻鱺、黃鱔對痔瘡恢復也有益處；泥鰍有暖中益氣，解毒收痔作用，對於久痔體虛、氣虛脫肛者有益，用泥鰍與米粉一起煮羹食用，可治痔瘡脫垂。

5. 蛋、乳、油脂類中，蛋黃、奶油含維生素 E 較多，且有潤腸作用，可適當選用。

6.飲料類中，建議多用槐花茶、胖大海茶、蜂蜜水、荸薺汁、豆漿等。忌酒及濃茶。

7.忌用辛辣、溫燥的調料，如胡椒、花椒、芥末等。

8.當糞便帶血時，可以多食一些木耳、黃花菜、茄子、香菜、大棗、蜂蜜等，對便血有緩解作用。

四十、骨 折

骨折多由外力造成，但有不少與原有的骨質疏鬆有關。骨折早期限局部有淤血，疼痛明顯，食物應配合選用有活血化淤作用的品種，中、後期可選取有補腎，填骨髓作用的食物。

【飲食原則】

1.骨折早期（一般是 1～2 週）局部有淤血腫脹，疼痛比較明顯，病人可能有發熱、心煩、食慾不振、大便不通、舌質較紅等症狀。此階段飲食應以清淡、易消化為原則，可以多選新鮮蔬菜、水果及適量的瘦肉、河鮮或雞蛋等，烹調方法最好是用煮湯、清蒸。忌用油膩，難消化及有刺激性的油炸、酸辣類食品。飲食應以少量多餐的進食方式最為妥當。

2.骨折中期，一般是指骨折局部腫脹及淤血已開始消退、疼痛有所減輕的時期，這時已經不再發熱，食慾也有所增加，此時，骨頭開始進入生長恢復過程。飲食方面可以多選擇一些有利於骨組織生長的食品，含蛋白質較多的魚肉類，如甲魚、黃鱔、河鰻、鴿肉、鵪鶉肉等可常選；

含維生素及微量元素較多的新鮮蔬菜、水果同樣不能少用；吃一些富含維生素 D 的魚類也是十分必要的。

　　這個時期，消化功能雖然有一定的恢復，但是烹調方法還是以煮湯、清蒸為宜，不可多吃煎、炸、炒、爆的食品，同樣要忌食酸、辣等有刺激性的食品。

　　3. 骨折後期，是指骨折基本癒合，局部不再需要固定，可以恢復正常活動的階段。這時候的飲食也沒有必要再加以限制。因為這個階段還要加強功能恢復方面的鍛鍊，所以，飲食量及品種方面，應該考慮到運動鍛鍊的需要而適當地加以調配。

【膳食宜忌】

　　1. 穀物豆薯類中，一般以容易消化吸收的粳米、小麥粉、小米、玉米、大麥、蕎麥等品種為常選，糯米、芋頭或容易引起腸胃道脹氣或不消化的豆薯類食品盡量少用。

　　2. 蔬菜類中，應以多選用富含各類維生素的新鮮品種為宜，如番茄 、莧菜、青菜、捲心菜、蘿蔔、辣椒等；含鈣、磷等有利於骨骼生長的芹菜、胡蘿蔔、冬瓜、絲瓜、萵苣、蓮藕、香椿頭等可以多用；豆製品也可多選用。

　　3. 新鮮果品類中，西瓜、蘋果、荸薺、菱角及乾果中的板栗、杏仁、榛子、核桃等均有利於骨折的恢復和癒合。

　　4. 畜禽海鮮類中，食品富含蛋白質，有利於骨折的恢復和癒合，在消化吸收功能良好的情況下，可以多用一些，特別是甲魚、黃鱔、河鰻、鴿肉、鵪鶉肉等品種較為

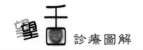

合適。

　　一般民間流傳有：骨折後應多喝「骨頭湯」的說法，對這種說法應該理性地加以對待。這是從「以骨補骨」這樣一種想法而引申出來的輔助治療方法，骨頭湯中含有一定量的蛋白質和鈣、磷成分，在恢復期對骨頭的癒合是有利的；骨頭湯味道鮮美，也有利於增進病人低下的食慾；但是，骨頭湯內常含有較多的脂肪成分，其轉化為脂肪酸後，將不利於骨折的癒合；此外，過多地攝入脂肪，會增加體重，這也同樣不利於骨折的恢復。因此，我們認為，在骨折早期不應喝骨頭湯，中期可以喝，但必須將骨頭湯上面一層脂肪（油花）去掉，只有這樣，才能趨利避害，使骨折病人早日康復。

　　5. 骨折期間應該戒煙戒酒；忌飲咖啡或濃茶，因其會抑制十二指腸對鈣的吸收，從而影響骨折的癒合；也不宜喝甜度過高的飲料。

四十一、痛　經

　　一般痛經都是指原發性痛經（即功能性痛經，而非生殖器官的器質性病變），它的發生與身體素質較差、內分泌失調（其中，前列腺素的水平與痛經的關聯最為密切）及精神因素有一定的關係。

　　根據痛經的臨床表現不同，從虛實寒熱等方面著眼，大致上可以分為四個類型：

　　①寒濕凝滯型：舌苔白膩，經前、經期小腹冷痛，得熱則舒，經量少、色黑有塊，形寒肢冷，大便不實；

②氣滯血淤型：舌質紫黯或舌邊有淤點，經前或經期有小腹脹痛，經量少而不暢、色紫黯且有淤血塊或腐肉樣片塊，塊下則痛減，乳脇部作脹；

③氣血虛弱型：或見舌質較淡，經期或經淨後，小腹隱隱作痛，得按則痛減，經量不多，色淡質稀，面色無華，神倦乏力；

④肝腎虧虛型：舌質較紅，經淨後腰酸，小腹隱痛，經量少、色淡，頭暈耳鳴。

【飲食原則】

1. 痛經患者的飲食應注意攝入充足的蛋白質、脂肪、糖類、水、纖維素、無機鹽和微量元素；維生素方面，特別要重視與生殖功能有關的維生素 E 以及維生素（B、C、D）的作用。

2. 痛經患者的飲食取捨還應根據臨床表現的寒熱虛實特點不同而決定，寒證應多吃溫經散寒的食物，如荔枝、板栗、胡蘿蔔、韭菜、薑、羊肉、狗肉、海馬、雀肉、紅糖、小茴香、花椒、胡椒等；

熱證應多吃平性食物，行經期應忌吃生冷飲食（非行經期也可以稍吃一些梨子等生冷食品）；氣滯血淤患者應多吃活血通氣的食物，如芹菜、薺菜、菠菜、香蔥、香菜、空心菜、白蘿蔔、白菜、油菜、莧菜、番茄、捲心菜、茭白、圓蔥、絲瓜、香蕉、佛手、蘋果、橘子等；

虛證患者可視氣血肝腎不同而服食一些補氣、補血、養肝、益腎的食品，如烏骨雞肉、雞肉、瘦豬肉、羊肉、豬肝、豬血、牛肝、羊肝、蛋、奶、魚類及核桃仁、桂

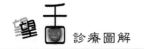

圓、大棗、枸杞子、山藥、荔枝等。

有一部分痛經患者是屬於濕熱蘊結類型，存在生殖器官炎症，應特別要忌食辛辣或有刺激性的食物，如辣椒、胡椒、大蒜、蔥、洋蔥、韭菜等，也不要吸煙或喝烈性酒，以免加重盆腔充血及炎症發展而使痛經更甚。

3. 痛經患者可以適當地飲用一些低度酒類，如黃酒、葡萄酒、米酒等，以取其散淤行氣、溫陽通脈的作用。

4. 除熱證患者，在行經期內，一律忌食寒性、涼性的食物，如黃瓜、冬瓜、西瓜、菜瓜、竹筍、髮菜、地耳、海藻、生藕、荸薺、奇異果、無花果、楊桃、柿子、柚子、草菇、鴨肉、馬肉、蟹、蛤蜊、田螺、螺螄、蚌肉、蜆肉、牡蠣肉、鱧魚等；所有痛經患者在行經期內都應忌食辛辣而有刺激性的食物。

5. 痛經病人要忌食酸性食物，因一般酸性食物性寒，具有固澀收斂作用，易使血管收縮、血液滯流而不利於經血下行。

【膳食宜忌】

1. 主食及豆薯類中，宜選用粳米、小米、小麥粉、玉米、薏苡仁、黃豆、黑豆、豌豆、扁豆等，常與紅豆、山藥、蓮子、桂圓、藕粉、雞蛋等搭配做成各種湯羹或點心食用。

2. 蔬菜類中，需按病症的寒熱虛實特點進行選擇，寒性痛經多用韭菜、薑等；熱性痛經多用平性品種，如青菜、黃芽白菜、薺菜、胡蘿蔔、馬鈴薯、芋頭、平菇、黑白木耳、豇豆等；虛性痛經用補法，可按氣血肝腎之虛的

不同，分別選取山藥、菠菜、莧菜、藕、桑葚、豇豆等；氣滯血淤患者應多選活血通氣的品種，如芹菜、薺菜、菠菜、香蔥、香菜、空心菜、白蘿蔔、白菜、油菜、莧菜、番茄、捲心菜、茭白、圓蔥、絲瓜等。

　　一般在行經期內要忌食辣椒、大蒜、蔥、洋蔥、韭菜等蔬菜。

　　3.畜禽海鮮類中，也要按痛經的寒熱虛實之不同加以選擇，寒性痛經多選羊肉、狗肉、海馬、雀肉等；熱性痛經則相反，應選用平性的豬肉、鴿肉、鵪鶉肉、烏骨雞、青魚、龜鱉肉、鱸魚、鯉魚、銀魚等；虛證痛經可服食一些補氣、補血、養肝、益腎的食品，如烏骨雞肉、雞肉、瘦豬肉、羊肉、豬肝、豬血、牛肝、羊肝、蛋、奶、魚類等。

　　在行經期內一般都忌食鴨肉、馬肉、蟹、蛤蜊、田螺、螺螄、蚌肉、蜆肉、牡蠣肉、鱧魚等涼性肉食；行經期內同樣也應忌食辛辣而有刺激性調料烹調的魚肉禽類菜餚。

　　4.行經期忌煙及烈性酒。

　　5.經期內，尤其是濕熱蘊結型痛經患者不用胡椒、花椒、芥末等刺激性調料。

四十二、哺乳期乳汁缺乏

　　產後缺乳原因很多，可能與營養不良、精神緊張、毛製品的絨毛堵塞乳孔等各種因素有一定關係；從中醫理論的角度分析，缺乳是由於產婦氣血虛弱、化源不足，或氣機不暢、氣血失調、經脈滯澀所造成，臨床上大致可以分為兩個類型：

①氣血虛弱型：舌質淡，產後乳汁清稀量少，甚或全無，乳房柔軟、無脹感，面色無華，納少神疲，脈細弱；

②肝鬱氣滯型：舌質暗或有舌邊淤點、淤斑，產後乳汁甚少或全無，乳脅脹痛，抑鬱不歡，或有微熱，食慾不振。在治療方面應該盡量消除病因，並針對臨床特點進行相應的飲食安排。

【飲食原則】

1. 對於氣血虛弱的產婦應以補虛為原則，要鼓勵她適當地增進飲食，多選有益氣補血養血作用的食物。

2. 對於肝氣鬱滯、情志不暢的產婦，需要勸說寬慰，使其精神安定、心情開朗，多選具有理氣活血化滯、生乳通乳功能的食物，膳食以清淡為原則。

3. 盡量不用熱量低、低蛋白、含維生素鐵鈣少的食品，應保證產婦每天攝取的熱量不少於 4200 千焦，蛋白質不少於 30 克，脂肪不少於 50 克，鈣不少於 2 克。

4. 忌吃乾食及有刺激性的食品。

5. 忌用具有回乳作用的食品。

【膳食宜忌】

1. 具有催乳及使乳汁增多的食物有：大米、小米等製作的粥類，小麥粉製作的流質麵食，芝麻、紅豆、綠豆；茭白、木瓜、冬瓜、絲瓜、山藥、蓮子、鮮藕、金針菜、鮮蘑菇、萵苣、萵苣子；奇異果、蘋果、椰子、無花果、橘皮、南瓜子、冬瓜子、花生米、銀耳；豬蹄、牛鼻肉、豬肝、胎盤、鯉魚、鯽魚、蝦、黃魚、豬腸、牛奶、海蜇

皮；紅糖、綠茶、鮮小茴香等。

效果最為明顯的是：萵苣、金針菜、南瓜子、豬蹄。

2. 一般民間習慣在分娩後就給產婦喝老母雞湯補養身體。現在有一些人提出：產後不能馬上就喝老母雞湯，他們認為產婦分娩後，血液中雌激素、孕激素水平較低，而催乳素開始發揮作用，促進乳汁分泌，而母雞的卵巢及蛋泡外膜含有一定的雌激素，喝了老母雞湯以後，其所含的雌激素可能會影響到產婦血液中激素水平，雌激素水平上抬會抑減催乳素的泌乳作用，從而導致乳汁減少。

我們認為，以上的分析有一定的道理，老母雞湯中所含雌激素雖然很少，但對於產婦剛剛開始的泌乳活動有可能會產生一些影響，為穩妥起見，一般應是在產後 10 天或半個月以後再喝老母雞湯進補助不遲，這時，還是以保證產婦乳汁充足為主要目的。

3. 氣血虛弱的產婦應多選有益氣補血養血作用的食物。可以多吃一些像豬肝粥、豬蹄花生湯、鯽魚湯之類的膳食。

4. 肝氣鬱滯可致乳少，對於肝氣鬱滯、情志不暢的產婦，膳食以清淡為原則，多選具有理氣活血化滯、生乳通乳功能的食物，可以吃萵筍湯、金針菜燉瘦豬肉一類的菜餚。

5. 忌食具有回乳作用的食品，如麥芽、花椒、馬蹄、雞內金等，常用的一些中成藥中，如含柴胡、神麴、梔子等，也不要服用。

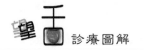

四十三、更年期綜合徵

女性更年期是由於卵巢功能衰退乃至消失，造成體內雌激素水平下降導致內分泌、心血管、免疫等系統以及機體代謝、骨骼生長等多方面受到明顯影響而出現症狀繁多的一種綜合徵。

除了有陣發性潮熱、情緒不穩、心悸、眩暈等主觀的不適外，鈣、磷代謝紊亂而造成的骨質脫鈣疏鬆、容易骨折，糖、脂肪代謝紊亂而造成血糖、血脂增高、肥胖、容易發生糖尿病、動脈粥樣硬化等疾病更是對健康的極大威脅。其飲食的取捨應針對上述各方面加以考慮。

【飲食原則】

1. 飲食應以低鹽為宜，每日攝入的食鹽量不應超過 8 克。

2. 飲食以低脂、低膽固醇、少糖為宜。不吃或少吃肥肉、動物內臟，少吃甜食及零食。

3. 多選用優質蛋白質的飲食。雞蛋白、牛奶、魚類、瘦肉等可以多用，大豆的相關製品也可以適當選用。

4. 多選用高鈣、高鐵的食品。如奶類、豆類、海產品、高蛋白食品及小麥製品等一般都含較多的鈣和鐵。

5. 注意各種維生素的均衡攝入，特別要多吃富含維生素 B 群的食物。如小米、玉米、豆類、蘑菇、香菇、動物的肝腎、瘦肉、牛奶、大棗及綠葉蔬菜。

6. 中醫認為更年期綜合徵有腎陰腎陽的虧損，飲食中

特別不能有耗傷腎陰的辛辣食品，否則陰虛內熱的症狀，如煩躁、潮熱、失眠會加重。

【膳食宜忌】

1.穀物豆薯類中，可選小米、小麥粉、麥片、玉米、紅薯、糯米、粳米、薏苡仁、黃豆。特別是小麥粉有養心安神作用。

2.蔬菜類中，可多選扁豆、刀豆、四季豆、青豆、蕓豆、花菜、苦瓜、馬蘭頭、枸杞頭、韭菜、莧菜、菠菜、芹菜、捲心菜、空心菜、油菜、生菜、茹菜、薺菜、芥菜、青椒、蘑菇、香菇、黑木耳等。忌食辣椒、大蒜、生薑、大蔥等辛辣品種。

3.果品類中，可以多選用蘋果、鳳梨、葡萄、草莓、刺梨、沙田柚、奇異果、紅棗、鮮棗、山楂、柿子、核桃等。

4.畜禽海鮮類中，可選用動物肝臟（如雞肝、羊肝、牛肝、鴨肝、豬肝）、牛肉、兔肉、雞肉、田蛙肉、麻雀肉、羊肉、羊腎、狗肉、狗鞭、豬腎、豬心、豬瘦肉、鴿肉、鴿蛋、甲魚、烏龜、黃鱔、河蝦、河蟹、田螺、銀魚、黃魚、海蝦、海參、淡菜、蝦皮、海藻等。身體過於肥胖或膽固醇增高者忌食動物內臟（包括肝、腎、腦及魚子）。

5.蛋乳糖油類中，可以多選鴿蛋、牛乳、蜂蜜；忌食動物脂肪（肥肉等）、蛋黃、奶油、核桃仁、椰子仁及橄欖油。

6.飲料類中，除要禁煙忌酒外，不喝咖啡、可可飲

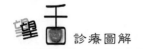

料，不吃巧克力，不喝濃茶。

7. 不用芥末、胡椒、咖喱粉等辛辣有刺激的調料。

四十四、慢性咽喉炎

慢性咽喉炎雖然是由細菌或病毒引起，但與機體免疫力下降也有很大關係，發病常與受涼、疲勞、天氣變化、吸煙過度、空氣乾燥等因素有關。飲食不當常可加重本病病情，飲食適當則可能改善或加快病情的恢復。

中醫認為，本病多由肺、腎兩臟的虧損，虛火上炎而致本病的發生或遷延難癒。

肺陰虛者陰津不足，有口咽乾燥、微痛、乾癢、灼熱、聲音嘶啞、乾咳短氣、痰少而稠、潮熱、盜汗、面紅、舌質紅、舌苔少或剝脫。

腎陰虛者腎水不足，有口咽乾燥、耳鳴、眩暈健忘、腰酸肢軟、形體消瘦，也有潮熱、盜汗、面紅、舌質紅、舌苔少或剝脫等陰虛內熱的一般徵象。

【飲食原則】

1. 從本病的徵象主要集中在痰結、氣虛陰虛、內熱虛火這幾方面來看，飲食應以清淡多汁，具有利咽、化痰、養陰、清熱降火作用的食物為主。忌食黏糯滋膩，具有刺激咽喉、助熱動火、損傷津液作用的食物。

2. 為提高機體的免疫能力，宜多用富含煙酸、維生素，特別是維生素（C、K、B）的食物。

3. 多用清涼利咽的飲料，有助於症狀的改善，如胖大

海茶、薄荷茶、金銀花茶、葡萄甘蔗汁、桑葚枇杷茶、南沙參茶、西洋參茶、燕窩粳米冰糖百合粥、蘿蔔生薑粥等。

4.忌食辛辣有刺激及一切煎、炸、腌、烤食物。

【膳食宜忌】

1.穀物豆薯類中，宜用性涼質潤，具有滋陰清熱作用的小米、豇豆、綠豆、大紅豆、小麥粉、粳米、大麥、蕎麥、玉米等。

2.蔬菜宜用性涼，且富含煙酸、維生素類的品種，如蘿蔔、馬蘭頭、芹菜、莧菜、菠菜、大白菜、小白菜、薺菜、茼蒿菜、蘆筍、空心菜、金針菜、番茄、茭白、冬瓜、黃瓜、絲瓜、菜瓜、綠豆芽、茄子、平菇、草菇、苤藍、竹筍、豆腐、紫菜、海帶等。

忌食辣椒、蔥、大蒜及熱性的圓蔥、香菜、香椿頭、韭菜、芥菜等。

3.水果類中，可用西瓜、草莓、香蕉、梨子、枇杷、蘋果、奇異果、檸檬、無花果、楊桃、羅漢果、石榴、百合、青果（鮮橄欖）、荸薺、酸棗、桑葚、柿餅等。其中，嚼食生白蘿蔔、西瓜、生梨等可以減輕急性症狀，嚼食青果、柿餅有益於慢性咽喉炎症狀的改善。

忌食熱性的荔枝、龍眼、櫻桃、楊梅等。一些比較堅硬粗糙並有刺激性的堅果、乾果，如核桃、炒香榧子、檳榔等也應少吃或不吃。

4.肉類蛋類宜用豬肉、豬肝、驢肉、雞肉、鴨肉、兔肉、甲魚、蚌肉、螺螄、海蜇、鴨蛋、雞蛋清、松花蛋、

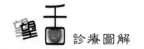

燕窩等。要少食肥肉，忌食螃蟹、羊肉、鵝肉、狗肉、公雞肉、胎盤（紫河車）、鹹魚、海蝦、海參等。

5. 調料中忌用胡椒、芥末、茴香、丁香、咖喱粉等。

6. 忌煙酒，少飲濃茶、濃咖啡，少吃甜的點心類食品。可多用蜂蜜，每次 30 克，早晚各 1 次，有利於咽乾、咽痛、聲音嘶啞等症狀的改善。

四十五、惡性腫瘤

惡性腫瘤又稱癌症，是威脅人類生命最主要的疾病之一。現在，全世界癌症患者每年淨增 2%，中國大陸每年新發現的癌症病例都在 160 萬人以上，因此，必須重視和加強癌症的防治工作，而飲食調控又是這項工作中的重要組成部分。適當的飲食可以提高人體免疫功能或抑制腫瘤細胞生長，有助於對病情的控制，可以使病人的症狀得到改善，並在保證生活質量的前提下延長了壽命；不適當的飲食，則有可能抑制人體免疫能力，促使腫瘤細胞發展或擴散，從而使病情加重或惡化，所以，重視腫瘤病人的飲食調配十分重要。

癌腫在人體內的生長，消耗了大量的營養物質和能量，某些癌細胞所產生並釋放的有毒物質還會損害不同臟器的正常生理功能。因此，飲食除要補充人體必需的能量、營養物質外，還應結合不同部位腫瘤的特點、臨床症狀異同等因素來選擇食物，當然，適當選用一些有直接抗癌作用的食物也是可以考慮的。

【飲食原則】

1. 根據不同病種、症狀的特點來選擇食物。如肺癌患者，大多屬氣陰兩虛、陰虛內熱的病體，常有咳、喘、胸悶、痰中帶血等症狀，宜選用杏仁、柑橘、荸薺、梨、白木耳、蓮子等止咳化痰、養陰潤肺類食品，當然，新鮮蔬菜、牛奶、鴨肉、豬肝等也應經常選用；而有傷陰動血作用的辛辣刺激食品及煙酒均屬禁忌之列。其他油膩及不容易消化的食物也應忌用。

胃癌患者，胃的消化功能驟減，宜多吃藕粉、牛奶、豆漿、豆芽、芝麻、柑橘、豬肝、瘦肉等；應該忌粗糙、不易消化及辛辣或過冷過熱的食物。

肝癌患者，飲食應以低脂肪食物為主，還要多選新鮮蔬菜、水果，特別是菠菜、佛手、綠豆及富含維生素 K 的動物肝臟等食物；忌辛辣及油膩食品。

腸癌患者，大便有膿血時，宜多吃無花果、黑木耳、薺菜、馬齒莧、蘋果等，大便不通時，宜食香蕉、梨、蜂蜜、蘿蔔、肉類蛋奶製品；忌食辣椒、花椒、咖啡及高脂肪飲食。

2. 根據不同的治療措施來安排飲食。接受手術的患者，術後多屬氣血虧損、消化吸收功能受影響，食慾不振，這時，除了要給予高蛋白、高維生素以補充體內營養素的不足外，還應注意調理脾胃功能以助氣血的恢復，要多吃一些紅蘿蔔、胡蘿蔔、菠菜、韭菜、番茄、山楂等。在消化功能逐步恢復後，逐步再增加一些具有補益作用的食物，如大棗、糯米、桂圓等；忌食油膩或過冷過熱的食

物。接受放療的患者常有陰津不足之口乾咽燥等表現，宜多吃一些滋潤清淡、甘寒生津、涼血清熱的食物，如荸薺、梨、枇杷、紅蘿蔔、鮮藕、西瓜、絲瓜、綠豆、甲魚、綠茶等；忌煙酒以及辛辣、香燥的蔥、蒜、辣椒、桂皮等食物。

接受化療的患者，常有消化道反應和骨髓被抑制的情況，這時應該用一些能改善消化吸收功能，並能增進食慾的食物，如番茄、山楂、柑橘、雞蛋白、牛肉等，以後再根據消化功能恢復的情況，適當增加一些補益氣血，補骨生髓的食物，如蘋果、大棗、核桃、菠菜、蘑菇、甲魚、牛奶等。

3. 注意維生素類攝入。根據實驗觀察結果，維生素 A 的攝入量與上皮細胞類癌症的發病率成反比，提示其有阻止細胞癌變，防止腫瘤形成的作用。

維生素 B 群也有一定的抗癌作用。維生素 C 可以阻止亞硝酸胺類物質的合成，因而有降低食道癌、胃癌發生率的作用。維生素 E 也有類似的抗癌作用。因此，腫瘤患者可以多吃一些富含維生素（A、B、C、E）及葉酸、胡蘿蔔素的食物。

4. 注意微量元素對人體的作用。在 40 多種微量元素中，碘、鐵、銅、錳、鉻、鋅、氟、鈷、鉬、硒、鎂、鍺等是人體必需的微量元素，當然，進食過多，使這些微量元素在體內含量過高會對人體有一定的毒性，但缺少就會引起某些疾病。如缺碘可引起甲狀腺腫大，有時會有轉化為甲狀腺癌的可能，並可由內分泌失調而誘發乳腺癌、子宮內膜癌、卵巢癌、肺癌、消化道癌等。硒的缺少，多見

於泌尿系統癌症患者，硒對肝癌、皮膚癌、惡性淋巴瘤有抑制作用；硒還可以抑制多種化學致癌物所致的癌症，對移植性腫瘤也有抑制作用。此外，食道癌、肝癌患者常有缺乏鉬的現象。因此，癌症患者宜多吃一些含有豐富微量元素的粗糧和黃豆製品。

5. 腫瘤患者宜多吃一些含有優質蛋白質的食品，以增強體力及免疫功能。如牛奶、雞蛋白、瘦肉、鮮魚等。

6. 腫瘤病人忌吃高脂肪的食物。高脂肪除會增加肝臟負擔，影響肝臟功能以外，還會使腸內厭氧菌增多，使食物殘渣在胃腸道內停留時間過長，從而增大對腸壁的刺激，更容易促發結腸癌、直腸癌的發生；高脂飲食還會增加泌乳素的分泌，易誘發乳腺癌，也易誘發前列腺癌。

7. 宜多吃富含纖維素的食物。這可明顯減少結腸癌的發生率。

8. 忌吃腌燻食品及炸煎火烤食品。腌製食品中所含硝酸鹽和亞硝酸鹽，與胺類結合可以生成亞硝酸胺化合物，它有極強的致癌作用。燻製食品含有較多的苯比芘和熱解致癌物。炸煎火烤的焦糊食品中含有可致癌的多環芳香烴化合物。

9. 忌吃過燙、過於辛辣以及烈酒、濃茶，忌煙或禁煙。

10. 少吃或不吃含有防腐劑、漂白劑、色素的食品。

11. 忌吃公雞、鵝肉、豬頭肉、鯉魚、蝦子、螃蟹、香椿頭、老鴨、狗肉、海魚等發物。

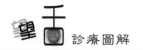

【膳食宜忌】

（一）適宜選用的食品

1. 穀物豆薯類

薏苡仁　薏苡仁的醇提取物在動物實驗中證明有抗癌作用，其有效成分是薏苡酯；薏苡仁的煎劑對於癌細胞的增殖也有一定的抑制作用；薏苡仁浸膏對小鼠的吉田肉瘤、宮頸癌的發生均有明顯的抑制作用，對於艾氏腹水癌小鼠有明顯延長其生存期的作用；對癌性腹膜炎患者使用薏苡仁浸膏製劑腹腔注入，24 小時後腹水中癌細胞的原生質顯著變性，患者症狀也會逐漸改善。

另據實驗觀察結果顯示，每日服用 50 克以上的薏苡仁（用水煎煮），療程維持在 3 個月以上者，有提高細胞免疫功能的效果，但胃腸消化吸收功能不佳者慎用。

腫瘤患者大多都有細胞免疫功能降低的情況，尤其是胃、腸、腎、肺、子宮等部位的腫瘤病人，可以適當地吃一些薏苡仁。薏苡仁經過煎煮，大部分內含物已經溶解於水中，因此，不一定強求將薏苡仁的渣質全部吃下去（吃多少可根據各人胃的受納能力不同而定），多吃常會使胃部飽脹難受而影響食慾及消化吸收功能。

玉米　玉米含有較豐富的賴氨酸，賴氨酸既有抑制癌細胞生長的作用，又有減輕抗癌藥物毒副作用的效果，因此，賴氨酸對於某些腫瘤的治療有一定的好處；玉米中還含有一種具有抗癌作用的谷胱苷肽，它含有抗氧化作用的微量元素硒，從而可以防止致癌物質在體內的形成。

　　玉米中還含有較多的鎂元素，它也有抑制癌細胞形成和發展的作用。

　　玉米中又含有較多的纖維素，它能刺激腸壁蠕動而加速大便排泄，使大便中所含的致癌物質能及時排出體外，從而減少直腸癌的發生。

　　米皮糠　米皮糠中含有一種多糖類化合物，有一定的抗癌作用，實驗證明其對移植的小鼠艾氏腹水癌及肉瘤有明顯的抗癌作用。臺灣地區醫學界提倡每日吃一湯匙米皮糠，以預防大腸癌的發生。為防治消化道腫瘤，建議正常人以吃糙米或粗糧為好，在淘米時不宜反覆搓揉，以免損失過多的纖維素及維生素。

　　小麥　尤其是其製品麥麩，具有防治癌症的功效，特別是對大腸癌的發生有極其重要的作用。因此，我們應該多吃一些粗麵粉、標準粉，而少吃一些精白麵粉。從麥芽中提取的植物血凝素（PHA），可使淋巴瘤細胞、艾氏腹水癌細胞直接凝集，對癌細胞有殺傷作用。

　　紅薯　紅薯中含有一種可以防止癌症，並可使人長壽的物質，名為脫氫表雄甾酮，這種物質在人體內，會隨年齡增長而減少，補充這種物質後，有延緩衰老，抑制癌症發生的效果。

　　黃豆　黃豆含有較多的蛋白質，多種微量元素（如硒、鉬等），豐富的胡蘿蔔素和多量的纖維素等，這些物質對於腫瘤的防治都十分有利。

　　白扁豆　白扁豆有一定的抗癌作用，實驗證明它有抑制腫瘤生長的作用。可促使淋巴細胞轉化，增進對腫瘤的免疫功能。

蠶豆　蠶豆也有一定的抗癌作用。用蠶豆瓣與冬瓜一同煎湯服用，適合於癌性胸腹水或有營養不良性浮腫的癌症患者。食道癌、胃癌病人可用蠶豆粉加水調服，每次用30克加少量紅糖，每日2～3次。

刀豆　在古代就有記載：用老刀豆研粉對胃癌、食管癌的反胃呃逆治療有效。

2. 蔬菜方面

黃瓜　黃瓜食性屬涼，有清熱、生津、解毒作用，而一般腫瘤病人比較適宜於採用清熱解毒的食品，所以黃瓜應是腫瘤病人常選的一種蔬菜。

苦瓜　苦瓜中的脂類物質可以提高人體的細胞免疫功能，實驗也證明此類物質對癌細胞有明顯的抑制作用。

冬瓜　冬瓜屬涼性食品，有清熱解毒、化痰利水作用；實驗發現冬瓜能誘生干擾素，因而具有一定的防治癌症的作用，所以，腫瘤病人可以適當地吃一些冬瓜。

南瓜　南瓜中所含的甘露醇有較強的通便作用，大便通暢有助於防止結腸癌的發生；南瓜中還有一種能分解致癌物亞硝酸的酵素，因而可以減少消化系統腫瘤的發生率。有報導說，用陳南瓜蒂煅焦研粉，以陳米酒、開水各半調服，具有防治早期乳腺癌的作用。

日本有文章中提到：每天食用南瓜等黃綠色蔬菜，可以減少肺癌的發生率。

芋頭　中醫認為芋頭有散結、軟堅、解毒作用，適合於甲狀腺癌、淋巴肉瘤及有淋巴結轉移的患者食用。一般是每日吃煮熟的芋頭15～30克。

韭菜　實驗提示，韭菜所含的揮發性酶類可以激活巨噬細胞，預防癌細胞轉移，可以預防癌症的轉移和復發。一般用於食道癌、胃癌等消化系統腫瘤的治療，應將韭菜搗汁，每日用 30 克，與牛乳、生薑汁及鵝血等同服。

番茄　番茄含有大量的維生素 C 和維生素 A，特別是維生素 C，可以阻斷致癌物亞硝胺的合成，因而可以減少消化系統腫瘤的發生率，這類維生素也可以提高機體的免疫功能。

蘿蔔　蘿蔔含有的維生素 C 和多種酶類可以阻斷和分解致癌物質亞硝胺，因而可以減少消化系統腫瘤的發生率。

胡蘿蔔　胡蘿蔔中所含的胡蘿蔔素可以轉化為維生素 A，它能維持上皮組織的正常結構和功能，也能保持和促進人體的免疫功能；同時對致癌物質有拮抗作用，因此，胡蘿蔔適合於腫瘤病人食用，尤其是皮膚癌、肺癌、膀胱癌、乳腺癌、腸癌、食道癌等病人。

馬鈴薯　馬鈴薯含有大量維生素 B 群和纖維素，適當地吃一些馬鈴薯對於防癌抗癌有利。當人體內缺乏 B 群維生素時，可以增強致癌物質在體內的致癌作用，因此，補充足量的 B 群維生素有利於癌症的防治。大量纖維素有利於大腸癌的防治。

捲心菜　經研究發現，捲心菜含有的「吲哚」類化合物及「蘿蔔硫素」等成分均有一定的抗癌作用；捲心菜還有抑制黃麴霉素 B_1 的致突變作用，從而具有防癌抗癌的功能。

捲心菜含有大量的維生素 C、維生素 E 及纖維素、胡

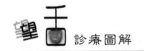

蘿蔔素、微量元素鉬等，它們都有一定的防癌抗癌作用，因此，捲心菜適合各種腫瘤病人食用。

黃豆芽　含有大量的維生素 C、胡蘿蔔素、葉綠素和纖維素，對於癌症的防治十分有利，因此，適合於腫瘤病人食用。

萵苣　萵苣的莖葉中含有一種芳香烴羥化酯的化合物，能分解致癌物亞硝胺，從而可以減少消化系統腫瘤的發生機會。癌症病人食用萵苣可以緩解化療、放療的毒副反應。

蘆筍　現在有不少人都已經注意到蘆筍具有防治癌症的作用的報導，實驗發現蘆筍對小鼠肺腺癌、人鼻咽癌、人宮頸癌、人食道癌的癌細胞有明顯的殺傷作用，蘆筍中提取的皂苷化合物對白血病細胞有明顯的抑制作用；蘆筍原汁可以提高人體的細胞免疫功能。

蘆筍還有降低化療藥物毒副作用的效果，可以預防放療損傷所造成的氨代謝障礙，因此，腫瘤病人術後進行放療或化療期間，若能堅持採用蘆筍作為菜餚佐食，將可發揮顯著的輔助治療作用。

可將蘆筍單獨食用，將新鮮蘆筍倒入攪拌機內，用高速打攪成泥糊狀，放置冰箱中存放（不宜存放一週以上），每日食用 2 次，每次 4 小湯匙，用溫開水送服。一般在 3～4 週以後，病情會逐步得到改善。

大蒜　具有很重要的抗癌作用，早在 1957 年就發現，給一批已經接種癌細胞的豚鼠注入從大蒜中提取的大蒜素，沒有發現一隻豚鼠患癌症。

大蒜能阻斷亞硝胺的合成，亞硝胺是一種強烈的致癌

物質，是胃癌、食管癌、肝癌、鼻咽癌的致病因素之一，大蒜既能直接阻斷亞硝胺的化學合成，又能由抑制細菌、真菌而間接地阻斷它們對亞硝胺化學合成的促進作用。調查表明，每日吃 5 克生大蒜，有助於防止癌症的發生。

金針菜　其所含有的天門冬素、秋水仙鹼、花粉、多種維生素等物質，都具有防癌治癌作用，適合於平常人防癌及腫瘤病人食用。

蒓菜　其所含有的酸性雜多糖，具有較好的免疫促進作用，實驗中發現它能增加免疫器官之一脾臟的重量，能明顯促進巨噬細胞吞噬異物的功能，從而達到增強防治腫瘤的能力。

蒓菜適合於惡性腫瘤，特別是食道癌、胃癌、肝膽腫瘤所致的癌性胸水、腹水和黃疸病人佐食。由於蒓菜食性寒涼，故對於熱證患者比較適合，而對脾胃虛寒、大便溏薄等虛寒證患者必須慎用或不用。

黑木耳　黑木耳中含有一種多糖類化合物，能明顯的提高人體的細胞免疫功能，從而起到防癌和抗癌的作用。中醫認為黑木耳有益氣養陰作用，對於癌症病人經手術、放療、化療以後的體質衰弱十分有幫助，經常吃一些黑木耳對於正常人或腫瘤病人都是十分有利的。

白木耳　白木耳中也含有多糖類物質，可以促進淋巴細胞轉化，提高細胞免疫功能；它有滋陰、潤肺、養胃作用，對於放療、化療後的體質虛弱有明顯的治療效果。特別適合於肺癌、胃腸道腫瘤病人食用。

百合　是一種極有營養的滋補養陰的食品，其所含的「秋水仙鹼」有較好的抗癌作用，特別適合肺癌、皮膚

癌、鼻咽癌、惡性淋巴瘤等患者食用。尤其是這些患者在放射治療以後，出現乏力、心煩、低熱、乾咳、咯血、心悸失眠等症狀時食用，常能收到減輕症狀，抑制腫瘤細胞生長的效果。可以單用百合加水煎湯服，也可以煨百合羹或煮百合粥吃。

蘑菇　蘑菇中被認為具有抗癌活性的物質是一種多糖類化合物，與抗癌藥合用，可以減少抗癌藥的劑量，與白細胞介素合用治療肝癌，可明顯增強細胞免疫功能，使腫瘤縮小，甲胎蛋白下降。

蘑菇中還含有非特異性植物血凝素，同樣具有抗癌作用。因此，腫瘤病人多食蘑菇，可以提高免疫功能、抗癌能力，增強放、化療的療效，減少毒副作用，對於預防癌症的轉移、復發都有好處。

猴頭菇　又稱猴頭菌，營養價值很高，其所含有的多糖和多肽類物質能提高人體的免疫功能，對癌細胞有一定的抑制作用。猴頭菇很適合癌症病人，特別是消化系統腫瘤患者食用。

金針菇　其含有的一種名為「樸菇素」的物質，能夠有效地抑制腫瘤的生長，因而具有顯著的抗癌作用。適合於平時在菜餚中經常選用。

草菇　草菇中含有大量的維生素 C 可以抑制致癌物亞硝胺的合成，以減少消化系統腫瘤的發生；其子實體中含有一種異種蛋白，也具有一定的抗癌作用。常吃草菇可以增加人體對腫瘤的防治能力。

平菇　平菇對於癌症也有一定的防治作用，特別是對於胃癌、鼻咽癌、宮頸癌等患者，食用平菇後，有助於病

情的控制，並可減少術後的轉移和復發。

3. 果品類

　　梨子　含有豐富的維生素 B_1、維生素 B_2、維生素 C、胡蘿蔔素等，具有一定的抗癌作用；梨能生津、潤燥、清熱、化痰，故比較適合於食道癌、胃癌、鼻咽癌、肺癌等病人食用。

　　蘋果　蘋果所含多量纖維素和果膠，可以使糞便量增多和破壞致癌的污染物，能減少大腸癌等癌症的發生率。

　　杏子　適合於各種癌症患者食用，因為它含有的維生素 B_{17}，是一種極有效的抗癌物質，對癌細胞有殺滅作用。

　　橘子　橘子含有大量的維生素 C，其可以阻斷致癌物亞硝胺的合成，又可破壞癌細胞增生時產生的特異酶的活性，從而使開始癌變的癌細胞逆轉為正常細胞。尤其適合於食道癌、胃癌、肺癌、喉癌等患者食用。

　　香蕉　實驗發現，香蕉的提取物對黃麴霉素等三種致癌物的致癌作用都有明顯的抑制作用；香蕉還含有多量的微量元素鎂，它也有預防癌症的作用。

　　奇異果　其所含有的大量維生素 C，可以阻斷致癌物亞硝胺的合成；果汁中含有豐富的半胱氨酸蛋白酶，可使進食的動物蛋白完全水解，變成極容易被消化吸收的形式進入血液內，既減輕了消化道的負擔，又增強了對癌腫的抵抗力。

　　草莓　其所含有的抗癌活性物質叫「鞣化酸」，能保護人體組織不受致癌物的傷害，以減少癌症的發生；草莓含有的大量維生素 C，可以阻斷致癌物亞硝胺的合成，又

可破壞癌細胞增生時產生的特異酶的活性，從而使開始癌變的癌細胞逆轉為正常細胞。草莓適宜於鼻咽癌、扁桃體癌、喉癌、肺癌病人食用，也適合在放療期間食用，可以起到生津止渴的作用。

烏梅 又稱酸梅，有一定的防癌、抗衰老功能。它主要是由提高人體細胞免疫功能，促進口腔唾液分泌，促使唾液腺分泌腮腺素等作用，使身體年輕化，並有利於人體新陳代謝的進行，因而對腫瘤病人是有利的。如有胃酸分泌過多、胃部飽脹嘈雜、泛酸等情況，不宜選用。

荸薺 荸薺食性屬寒，有清熱、化痰消積的作用，實驗也提示荸薺含有某些抗癌物質，可以作為癌症病人的輔助食品。特別是腦癌、鼻咽癌、喉癌、淋巴瘤等患者在化療或放療以後，出現津傷痰熱症狀時，食用荸薺對改善症狀、緩解病情都有幫助。

無花果 已經發現無花果具有一定的抗癌作用，在種植和食用無花果的法國、巴西的某些地區，很少有人得癌症；用無花果的提取物做的實驗證明，對於艾氏肉瘤、小鼠自發性乳癌、白血病、淋巴肉瘤等腫瘤的發生有抑制作用；用無花果製劑治療食管癌、胃癌、大腸癌、膀胱癌等惡性腫瘤有一定的輔助療效。

無花果可以作為水果食用，且無毒副作用，又有補益脾胃的作用，是腫瘤病人可以經常選用的食物。

羅漢果 羅漢果中所含有的一種非糖類的甜味物質是三萜類的化合物，有一定的抗癌作用。羅漢果中含有大量的維生素 C，除了可以阻斷致癌物亞硝胺的合成，以減少消化系統腫瘤的發生外，還能增強人體的免疫功能和使癌

細胞失去活動能力。

臨床上，醫生常建議鼻咽癌、喉癌、肺癌等患者在治療過程中每天用開水泡飲羅漢果一個當茶喝，常能起到清肺止咳、利咽化痰、養陰生津等作用。對於接受放療患者的咽乾、乾咳、身熱等症狀都有明顯的改善作用。

山楂　山楂對癌瘤也有一定的防治作用。它能阻斷致癌化合物亞硝胺的合成，從而對消化道腫瘤有預防作用。因此，適當地食用一些山楂對防癌有幫助。

目前，還常用於消化道、女性生殖系統惡性腫瘤的輔助治療，特別是對於那些出現食慾不振、消化不良的患者，更為合適。但是對於脾胃虛寒，有胃部不適或伴有泛酸等症狀的患者要慎用。

菱　又稱菱角，其所含的活性物質能抑制細胞變性及增生，實驗證明其有較明顯的抗癌作用，但各種菱的抗癌作用差異很大，四角菱比兩角菱的作用好。特別適合於食道癌、胃癌、直腸癌、幽門癌、宮頸癌、乳腺癌患者經常選用。可以用菱與薏苡仁或粳米一起煮粥食用。

核桃　含有較多的維生素及微量元素鋅、鎂等具有一定抗癌作用的物質，營養又很豐富，其所含的核桃茶醌㬵及多糖有抑制癌細胞分裂的作用，所以，不論是健康人或者是腫瘤病人，經常吃一些核桃，有利於增強體質及防癌抗癌。

大棗　大棗中含有豐富的維生素（B、C、P）及胡蘿蔔素，它還含有豐富的環磷酸腺苷和一組三萜類化合物，具有一定的抗癌作用。腫瘤病人在手術、化療、放療後吃一些大棗（煮粥或與黃耆一起煨湯），能增強體質、提高

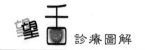

免疫能力、預防腫瘤復發。

　　蓮子　蓮子是一種很好的食療食品，腫瘤病人，尤其是在放療、化療後體質衰弱時可以選用，肺癌病人有低熱、乾咳症狀時，用蓮子加上百合、山藥、銀耳、冰糖同煮，有明顯的輔助治療作用。

　　葵花子　葵花子油中含有豐富的維生素 E、亞油酸及胡蘿蔔素，胡蘿蔔素可轉化為維生素 A，它們都可以增強人體的防癌能力。葵花子中還含有優良的蛋白質、鎂、磷、鈣、鐵、鉀等元素，也有增強預防癌症能力的作用。

　　杏仁　其所含的苦杏仁苷，能增強白細胞的吞噬能力，在不損傷正常細胞的前提下殺傷癌細胞，它含有的氫氰酸、苯甲酸都有一定的防癌作用，杏仁可以用於肺癌、食道癌、何杰金氏病、梭狀細胞肉瘤、精母細胞瘤、胸膜癌、白血病、惡性淋巴瘤、多發性直腸癌、乳腺癌並發骨轉移等的輔助治療，但杏仁有毒性，故用量必須嚴格掌握。

4. 畜禽海鮮類

　　豬蹄　特別適合於腫瘤患者在手術後食用，食用後可以使傷口癒合快、體重增加、提升紅白細胞，對腫瘤有明顯的輔助治療作用。

　　動物肝臟　常用的是豬肝與牛肝。含有豐富的維生素（A、B_1、B_2、B_6、C、E）及微量元素硒、核酸，這些都可能是牛肝具有抗癌作用的物質基礎。煮食牛肝應該先漂清肝中所存有的血水，且要煮熟、煮透，以免肝內可能殘存的病毒等微生物引發疾病。

烏骨雞　其所含有的蛋白質總量、丙種球蛋白、氨基酸、維生素 C、維生素 E、胡蘿蔔素等均比普通的肉雞要高，這對於手術、化療、放療後的腫瘤病人，尤為適宜。對於增強體質，提高免疫功能，控制腫瘤生長發展和轉移有較好的輔助治療作用。

鵝血　在各種動物血中，以鵝血的抗癌效果最好，鴨血其次。這可能與鵝血中含有較高濃度的免疫球蛋白有關，它作為一種免疫抗原物質，能激發人體抗癌免疫因子的產生，提高白細胞數量、促進淋巴細胞增生，增強淋巴細胞的吞噬能力，從而增強了機體的免疫功能。

海參　其所含有的多量蛋白質及黏多糖，能提高機體的免疫能力和抑制癌細胞生長，適宜於晚期腫瘤病人及手術、放化療後食用。

蛤蜊　內含的一種叫「蛤素」的物質有抗癌作用，肝癌、甲狀腺癌病人可以將其作為治療的輔助食品加以選用。

牡蠣肉　牡蠣肉中除了含有豐富的維生素和微量元素外，還有一種叫「鮑靈素」的物質，對腫瘤細胞的生長有明顯的抑制作用，可以作為治療的輔助食品選用。

田螺　田螺有一定的抗癌作用，可能與它含有多種維生素（A、B_1、B_2、D）及多量煙酸、鈣等物質有關。田螺食性偏寒，且不容易消化，進食過多易引起腹痛腹瀉，故在使用時要注意適量。

鮑魚　鮑魚是一種低脂肪、高蛋白的海產品，含有兩種「鮑靈素」，對於癌細胞具有極強的抑制作用，適合各種癌症病人選用。

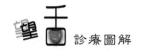

鯊魚 鯊魚很少生癌，其體內所含的甾族類化合物等物質有抑制腫瘤生長的作用，服用鯊魚軟骨粉可以對腫瘤有一定的抑制作用。

泥鰍 民間曾使用泥鰍作為乳腺癌的輔助治療食品加以應用，發現有一定的作用，這可能與它含有豐富的維生素（A、B_1、B_2、C）及身上溜滑的黏液有一定關係。

鱉 又稱甲魚。實驗結果顯示，鱉有抗癌作用，尤其是對肝癌、胃癌、急性淋巴性白血病細胞有抑制作用，這可能與鱉含有豐富的大分子膠原蛋白質有一定的關係。

臨床上在肺癌、乳腺癌、鼻咽癌、肝癌、惡性淋巴瘤、腦腫瘤等病人施行放療後，出現陰虛內熱症狀時使用鱉，有一定的治療輔助作用。但由於鱉肉所含蛋白質較多，食性又屬寒性，所以一次不宜吃得太多，否則會導致消化不良，影響食慾而對病情的康復不利。特別是脾胃虛寒及有腹瀉的患者應該慎用。

海帶 實驗證明海帶具有抗癌防癌作用，對於甲狀腺癌、肺癌、乳腺癌、惡性淋巴瘤、消化道腫瘤及女性腫瘤都有一定的輔助治療作用。海帶食性偏寒，脾胃虛寒體質的人不宜多吃；長期多吃海帶也易造成碘攝入過多，而出現甲狀腺腫大，應該引起重視。

紫菜 食性偏寒，有清熱、軟堅、化痰的作用，適合於腦部腫瘤、甲狀腺癌、乳腺癌、惡性淋巴瘤及有淋巴結轉移的患者將紫菜作為治療的輔助食品食用，對於抑制腫瘤生長，縮小腫瘤，緩解病情有一定的幫助。

海藻 海藻營養豐富，中醫自古以來都將其作為軟堅散結的食療要品，日本女性乳腺癌發生率很低，可能是與

常吃海藻有關。實驗發現海藻所含的多糖及其他化合物對子宮癌、艾氏腹水癌、肉瘤180等腫瘤均有一定的抑制作用；以海藻為主要成分的中藥製劑對於食道癌、甲狀腺癌等的治療有一定的效果。

頭頸部、消化道、肺部及淋巴系統腫瘤患者可以適當地吃一些海藻，與海帶一起食用更為適合。

魚鰾　食性平和，有補腎、益精、散淤血、消腫毒的作用，民間有將其油炸至酥，壓碎成粉後吞服輔助治療胃癌、食道癌的方法，每次服5克，每日3次，其他癌症病人也可服用。

5. 蛋、乳、糖、油類

雞蛋　不僅營養豐富，還含有不少的抗癌物質，如有抗胃癌細胞的IQY抗體、抗癌物光黃素和光色素等，對癌細胞的增殖有明顯的抑制作用。某些中藥偏方，就是把一些劇毒的中藥放在雞蛋中蒸熟後食用的。

牛奶　含有極為豐富的營養成分，對於腫瘤病人的治療很有幫助，牛奶還對有反胃噎膈的食道癌、賁門癌及其他體虛的癌症病人有益，用牛乳與少許韭菜汁、生薑汁和勻溫服，常有一定的治療效果。

酸牛奶　實驗證明，在接種並感染移植性癌瘤的老鼠當中，加餵了酸奶（乳酪）的一組老鼠，其癌細胞的增長要比一般鼠低50%。

酸奶含有維生素（A、D、E、B_1、B_2、B_{12}）及葉酸、煙酸、乳酸等。這些活性物質的協同作用，使酸奶具有了很好的抗癌作用。特別是乳酸及其乳酸桿菌，它們可以促

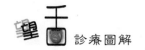

使腸道內正常菌群的增殖，抑制腐敗菌的生長，有效地減少蛋白質腐敗變質所產生的毒素，從而發揮了強身防癌的作用。酸奶一般在飯後 1～2 小時之內飲用最為妥當，空腹時胃酸過高會影響乳酸杆菌的生長繁殖。

6. 其他類

茶　綠茶中含有的茶多酚在抑制腫瘤的形成過程中起重要作用，特別是對皮膚癌、肺癌、乳腺癌、胰腺癌的預防有一定的作用。

醋　醋有消血淤、除積塊、破結氣、化痰飲的作用，現代研究發現醋中含有一些抗癌物質，與蜂蜜、礦泉水配成飲料可以輔助治療胃癌病人。

小茴香　小茴香含有多聚糖等抗癌物質，能提升白細胞的數量，抑制癌組織的生長；在其揮發油中的某些活性物質，有提高機體免疫功能的作用。

(二) 不宜選用或忌食的食品

蕎麥　食性屬涼，特別是在春季，多食易動寒氣而引發痼疾。所以，腫瘤病人都應忌食蕎麥，以免引發腫瘤轉移或加重病情。

芥菜　俗稱雪裏蕻，民間一直將其視為發物，它有可能會促使腫瘤組織的轉移，所以，惡性腫瘤病人應忌食芥菜，以免對病情控制不利。

芫荽　俗稱香菜，也是民間認定的一種發物，可引發宿疾，應少食或忌食，腫瘤病人亦然。

香椿頭　食性屬溫，能動風、引發痼疾，民間視其為

發物，癌症病人切勿服食，以免誘發轉移或加重病情。

辣椒　食性大熱，有助熱動火之力，尤其對陰虛火旺的病體不利，所以，癌症病人一般不宜選食辛辣而有刺激性的辣椒食品。

雞肉　尤其是公雞肉和雞頭，食性偏溫，有助熱動風的作用，是一種非常典型的發物，癌症病人應該忌食，特別是雞尾和雞皮下的淋巴結十分有害，不能吃。

野雞肉　也是一種發物，一般病人最好不吃，癌症病人更應忌食。

豬頭肉　它是一種助熱生痰，動風引發宿疾的食品，癌症病人最好忌食豬肉，尤其是豬頭肉。

鵝肉　民間視鵝肉為大發之品，所以，癌症病人應該忌食，以免導致病情加重或病灶發生轉移。

螃蟹　其食性偏寒，食後易引發痼疾，也是一種發物，雖然螃蟹營養豐富且味道鮮美，但癌症病人不宜食用。

蝦子　其食性溫熱，也是一種發物，腫瘤病人應該忌食。

帶魚　是海腥食品中最典型的一種發物，食後易導致痼疾復發或加重病情，所以，癌症病人應忌食帶魚。

黃魚　這是民間公認的大發食品，會誘發宿疾，多食則發瘡助熱，使病情惡化，故癌症病人應忌食。

刀魚　食性偏溫，且能健胃補虛，但刀魚也是一種發物，會發瘡助火動痰，癌症病人忌食為妥。

鰣魚　民間經驗認為其屬於發物，會引發痼疾，加重病情，癌症病人應忌食。

鯉魚　鯉魚助熱動風，也是一種發物，腫瘤病人忌食。

鴨蛋　民間經過觀察發現，生瘡毒者食用鴨蛋後，病灶局部組織會發生惡化，多食鴨蛋還好發疥瘡。所以癌症病人最好不吃鴨蛋，用鴨蛋製作的皮蛋也不宜食用。

桂皮　食性溫熱，有傷陰動血之弊。一般腫瘤病人宜用養陰、清熱、解毒、軟堅散結作用的食品，故此類香燥溫熱的食品均屬不宜之列。

白酒　食性熱，能助熱而耗傷陰津，因此，腫瘤病人應該忌飲酒類。

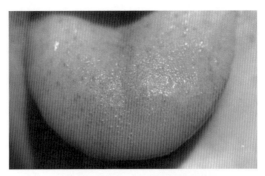

圖30　正常人，薄白舌苔

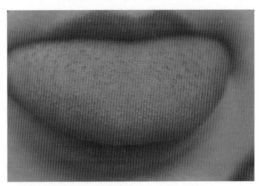

圖31　正常人，淡紅舌質

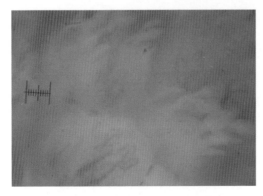

圖32　正常人的舌尖微循環

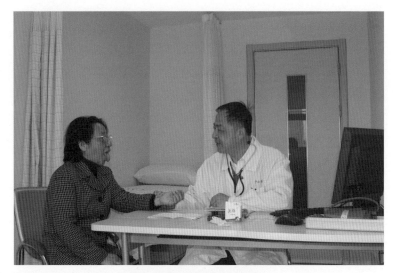

圖 33 臨床醫師診察舌像

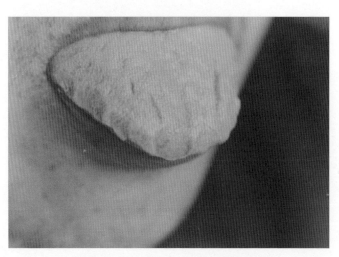

圖 34 淡白舌質，舌邊有齒印

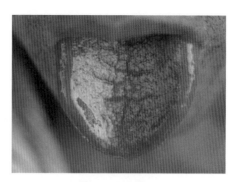

圖 35　舌質紅

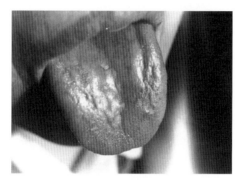

圖 36　舌質紅絳、略暗，舌苔光剝

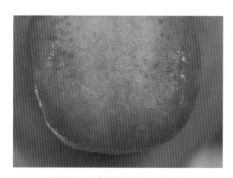

圖 37　舌質青紫、略暗

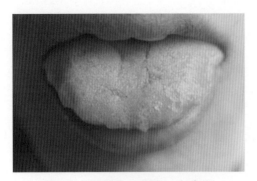

圖38　舌體嫩、微胖、有齒印

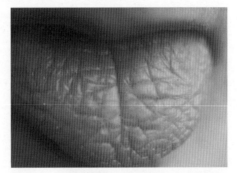

圖39　舌體枯瘁，舌苔光，有較多縱
　　　橫向的淺細裂紋

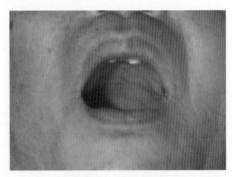

圖40　舌體痿軟

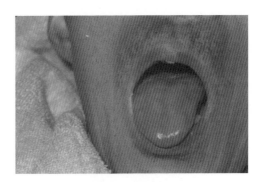

圖 41　舌體強硬

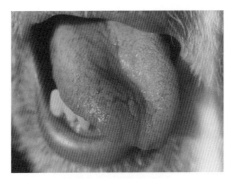

圖 42　舌體偏歪

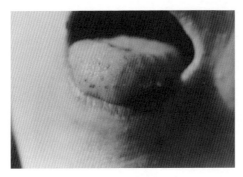

圖 43　舌縱

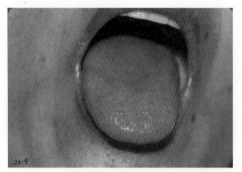

圖 44　舌前半部可見到較多色澤紅潤
　　　　的點刺

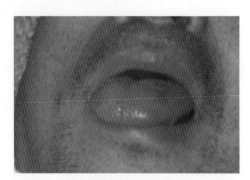

圖 45　舌尖部有色澤較淡的白色點刺

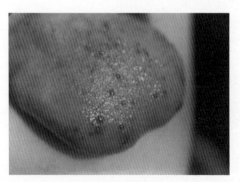

圖 46　紅星舌

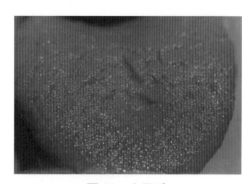

圖 47　白星舌

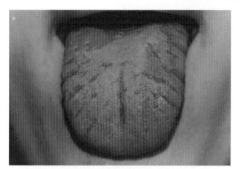

圖 48　舌裂。中間有一條，兩側有以
　　　　人字形排列的深裂

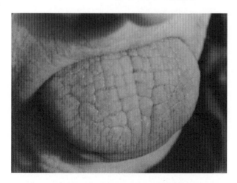

圖 49　舌裂。舌裂較淺，縱橫交叉排
　　　　列，形如鵝卵石的表面

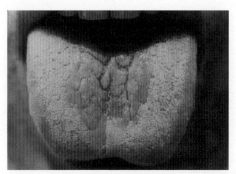

圖50　舌裂。舌裂深淺不一，集中分布於
舌中部，同時有局部的舌苔光剝

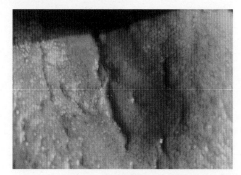

圖51　舌裂。舌中部有一條較深的舌
裂，伴有出血

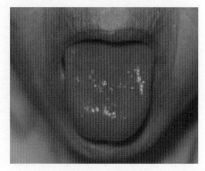

圖52　　鏡面舌

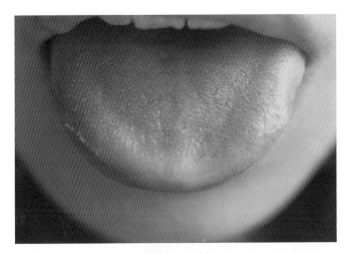

圖53　淨舌

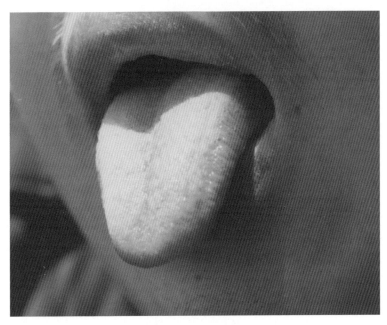

圖54　舌苔燥澀

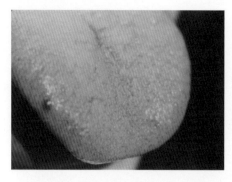

圖 55　舌苔滑潤。舌右邊
　　　　紫色的圓形突起爲
　　　　小的血管瘤

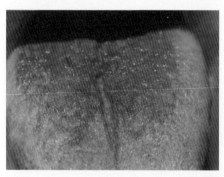

圖 56　舌苔腐膩，舌體中
　　　　後部的舌苔呈現棕
　　　　褐色

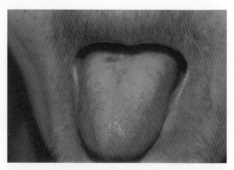

圖 57　舌苔腐膩，舌體中後部的舌苔
　　　　呈現爲薄白膩

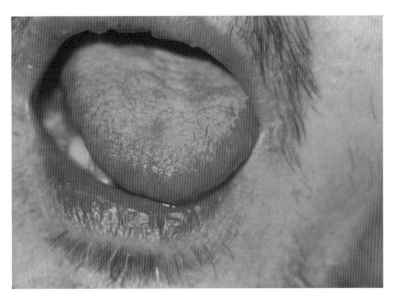

圖 58　舌苔腐膩，舌中部的舌苔為淡黃薄膩苔

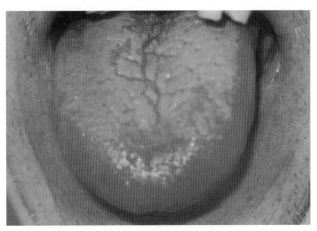

圖 59　霉苔（糜苔）舌前中部為淡黃色片狀膩苔，
後部為點片狀霉苔（糜苔）

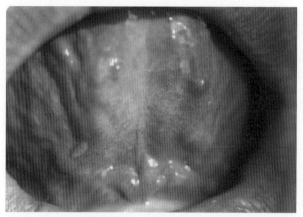

圖60　舌下絡脈的主幹、屬支粗張，迂曲，並可見
　　　囊泡樣變化

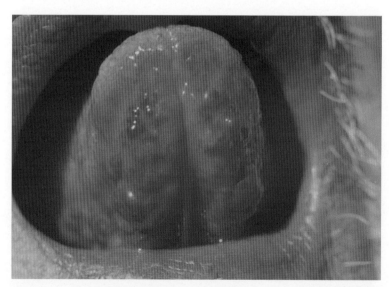

圖61　舌下絡脈的囊泡樣變化，可見結節、小球、葡萄串樣變化

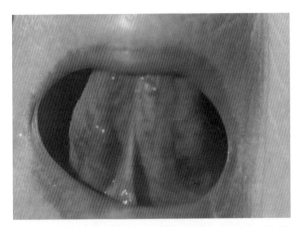

圖62 舌下絡脈粗張，外帶有淤點、淤斑，內帶有淤絲出現

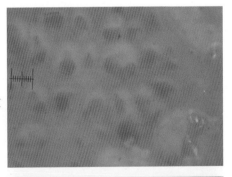

圖63 青紫舌患者的舌尖微循環，微血管叢呈發團形，有微血管擴張、淤血、滲出

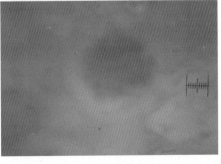

圖64 青紫舌患者的舌尖微循環，微血管叢內淤血、滲出，並有紫褐色色素沉著

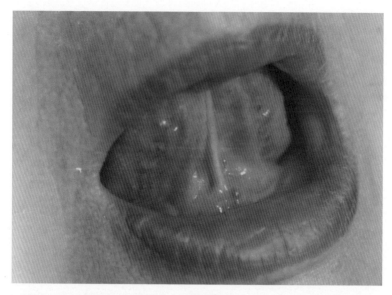

圖 65　舌下絡脈略有增粗，外帶可見「魚子醬」樣的淤血顆粒

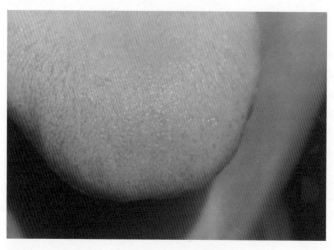

圖 66　薄白舌苔，苔色爲乳白色，舌苔鋪滿全舌，舌質
　　　均被舌苔遮蓋而不能透出

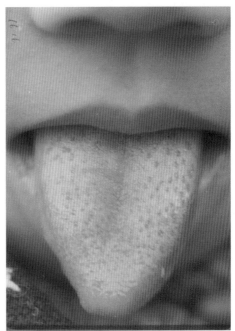

圖 67　薄白舌苔，舌苔
未能鋪滿全舌。
舌尖及舌中央部
位都能明顯觀察
到舌質顏色

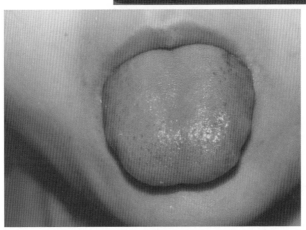

圖 68　舌苔薄白而潤，舌質較正常人略淡。見於一例
外感風寒的病人，全身惡寒症狀明顯，經服辛
溫解表湯藥二劑治療後痊癒

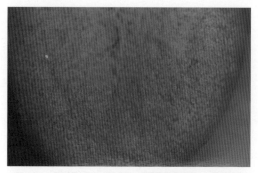

圖69　舌苔薄白而乾，苔質略膩，舌頭質
　　　略紅。見於一例外感風熱的病人，
　　　服用辛涼解表湯藥二劑治癒。

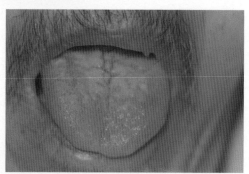

圖70　舌苔色白、滑膩，舌質淡而略暗。
　　　見於寒濕內滯患者

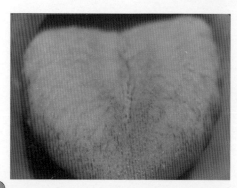

圖71　舌苔薄白，部分已
　　　轉爲淡黃色，舌質
　　　略紅，見於外感風
　　　熱後二天未經治療
　　　的患者

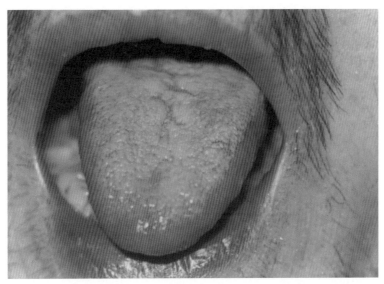

圖72 舌苔淡黃薄膩，舌邊尖、紅。見於一例胃病、嘈染、暖氣、便秘、失眠的病人

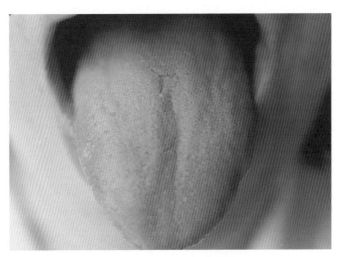

圖73 舌苔嫩黃，苔質略乾

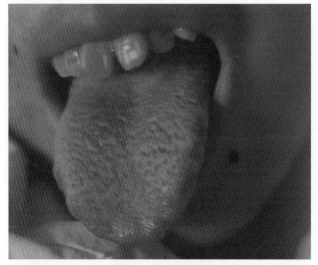

圖 74　舌苔焦黃

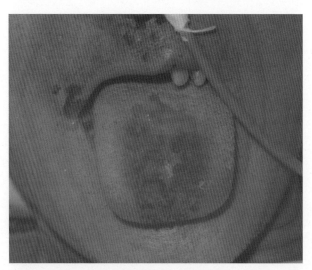

圖 75　舌中前部舌苔黑而乾，部分剝脫。見於一例
　　　　高熱數天的病人

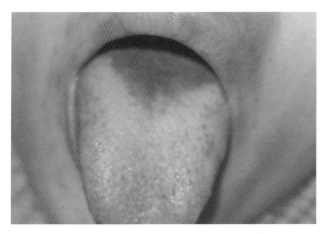

圖76　舌後及根部舌苔呈現淺黑色,苔質略膩。見於
　　　一例慢性淺表性胃竇炎患者

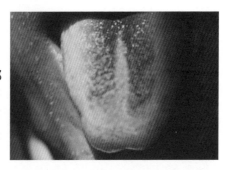

圖77　舌苔色焦黃,中後部
　　　已經轉爲棕黑色,苔
　　　質乾膩。見於一例高
　　　熱敗血症兼有霉菌感
　　　染的患者

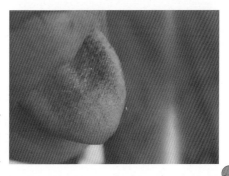

圖78　舌苔薄,苔色焦黑。
　　　見於一例小兒重症肺
　　　炎,經治療熱退,病
　　　情趨向於穩定的患兒

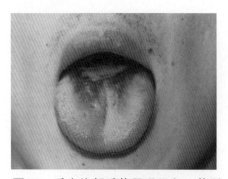

圖79　舌中後部舌苔呈現黑色，苔質
　　　薄潤，舌後部還有局部舌苔剝
　　　脫現象；舌前及兩邊爲薄白膩
　　　苔。見於一例慢性支氣管炎患
　　　者，中醫辨證爲腎陰不足、陰
　　　虛內熱症

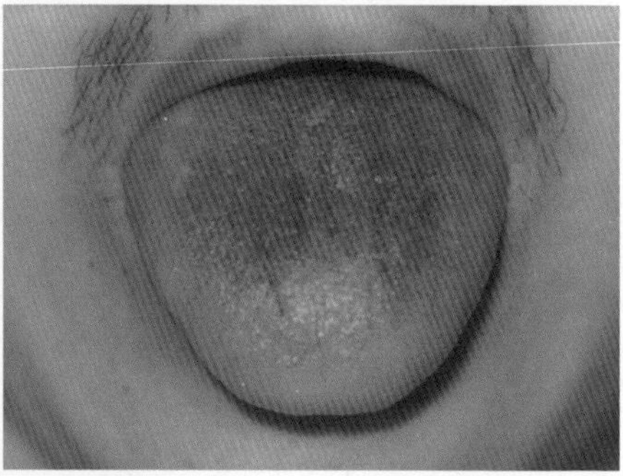

圖80　舌苔色黑而潤，舌質
　　　淡紫。見於一例慢性
　　　支氣管炎、陽虛陰寒
　　　證患者

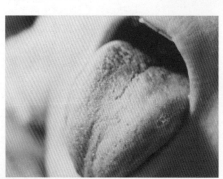

圖81　舌苔灰黑色，苔質滑
　　　膩。見於一例慢性膽
　　　囊炎急性發作、濕熱
　　　內滯，正處於高熱未
　　　退期的老年女性患者

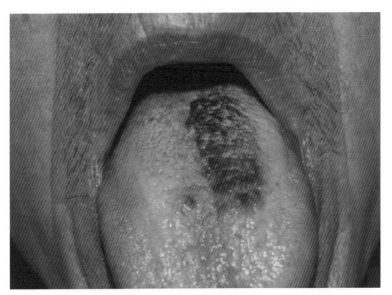

圖82　舌左側中後部，局部舌苔呈現為棕黑色，苔質薄潤。見於一例類風濕性關節炎（病情處於穩定期）、中醫辨證為腎陽虛的患者

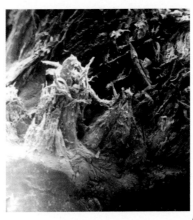

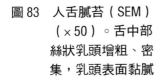

圖83　人舌膩苔（SEM）（×50）。舌中部絲狀乳頭增粗、密集，乳頭表面黏膩

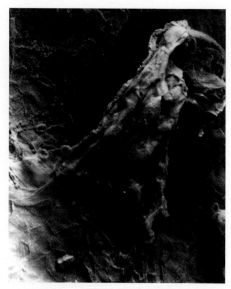

圖84　人舌厚苔（SEM）（×150）。
舌後部的一根絲狀乳頭（由於
標本製作的緣故，延長的部分
已經捲曲起來）

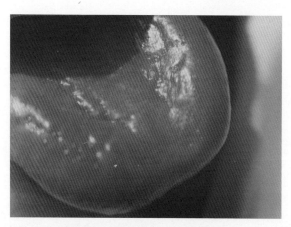

圖85　舌苔光剝，舌質略暗

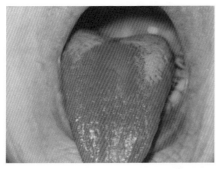

圖86　舌前、舌中部舌苔剝
　　　脫，舌後部可見薄白
　　　膩苔。見於一例慢性
　　　萎縮性胃炎患者

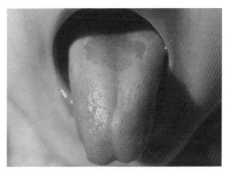

圖87　舌中部舌苔局部剝脫。見於一
　　　例慢性消化功能不良、脾虛證
　　　患兒

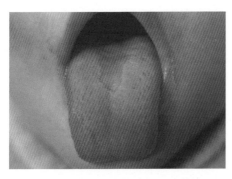

圖88　舌中部舌苔局部
　　　剝脫。見於一例
　　　急性腹瀉患兒

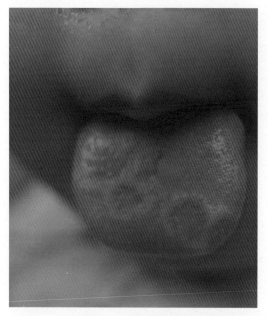

圖 89　地圖舌。見於一例過敏體質兒童

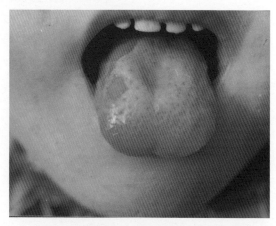

圖 90　地圖舌。見於一例支氣管哮喘
　　　　（穩定期）患兒

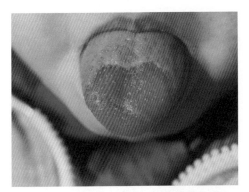

圖91　地圖舌。見於一例健康兒童

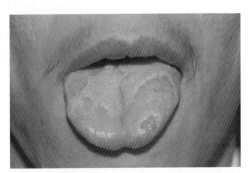

圖92　地圖舌，舌質淡紫。見於一例慢
　　　性支氣管哮喘，兼有慢性胃竇炎
　　　的中年患者

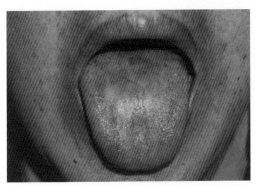

圖93　全舌青紫

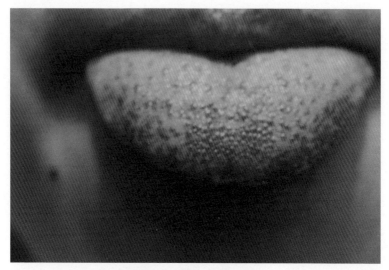

圖 94　舌邊尖可見淤點

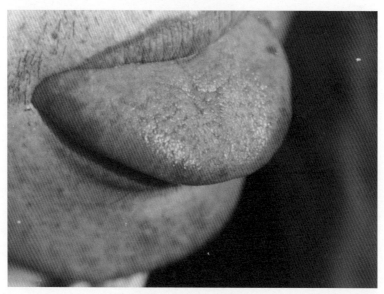

圖 95　舌邊可見淤斑

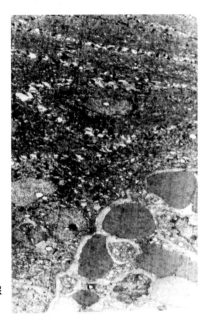

圖 96　青紫舌【透射電鏡圖像
（TEM）】（×3600）

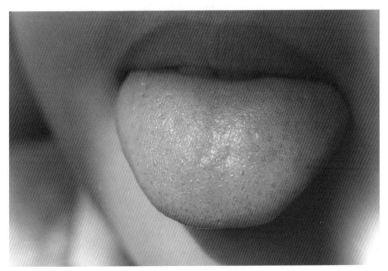

圖 97　倦體舌像

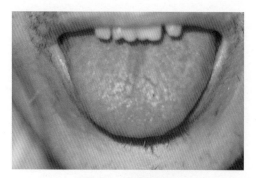

圖 98　濕體舌像

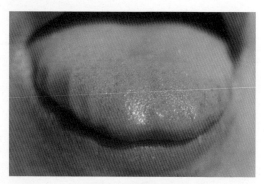

圖 99　寒體舌像

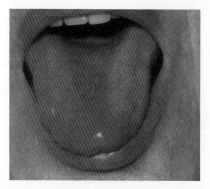

圖 100　熱體舌像

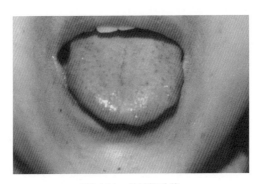

圖 101　淤體舌像

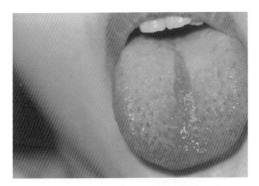

圖 102　風熱感冒舌苔像

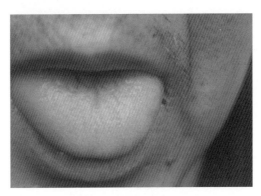

圖 103　風寒感冒舌苔像

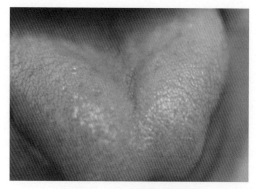

圖 104　寒凝胃痛舌苔像

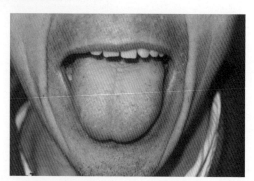

圖 105　食滯胃痛舌苔像

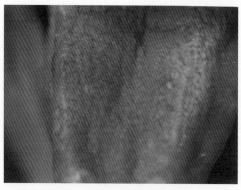

圖 106　鬱熱胃痛舌苔像

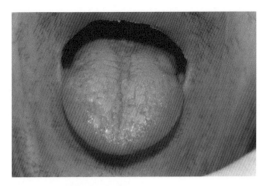

圖 107　寒濕腹瀉舌苔像

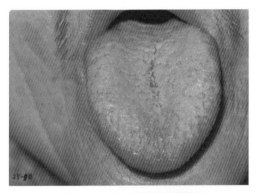

圖 108　濕熱腹瀉舌苔像

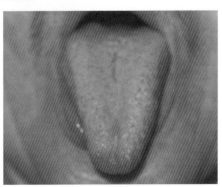

圖 109　傷食腹瀉舌苔像

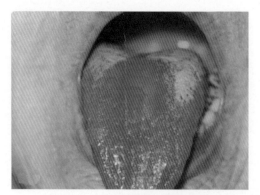

圖110　肝陽亢盛眩暈舌苔像

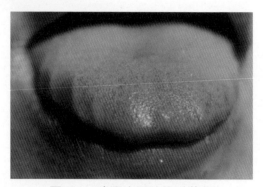

圖111　痰濁中阻眩暈舌苔像

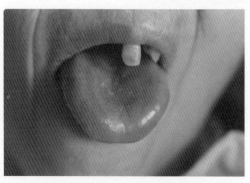

圖112　腎虛虧損眩暈舌苔像

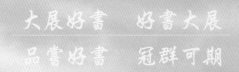

大展好書　好書大展
品嘗好書　冠群可期

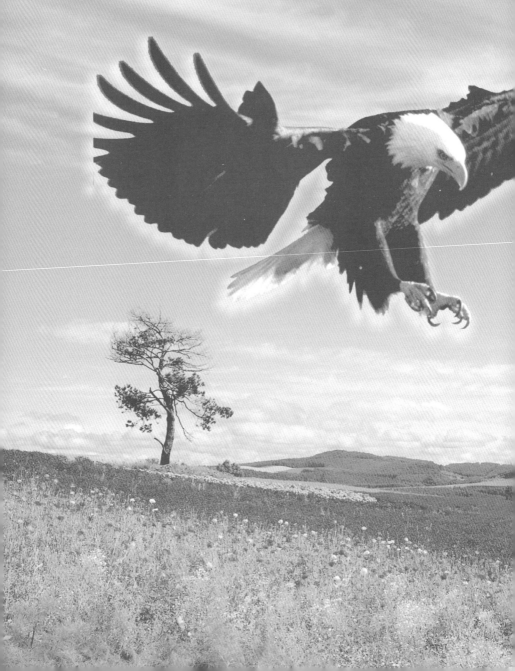

大展好書　好書大展

品嘗好書　冠群可期